Christian Egger • Wolfgang Bauer

Was tun bei Nebenwirkungen von Medikamenten?

Mag. pharm. Dr. rer. nat. Christian Egger
Mag. Wolfgang Bauer

Was tun bei Nebenwirkungen von Medikamenten?

Medikationsbegleitung auf den Punkt gebracht

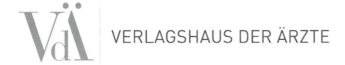

© Verlagshaus der Ärzte GmbH, Nibelungengasse 13, A-1010 Wien
www.aerzteverlagshaus.at
1. Auflage 2015

Das Werk ist urheberrechtlich geschützt. Die dadurch begründeten Rechte, insbesondere das der Übersetzung, des Nachdrucks, der Entnahme von Abbildungen, der Funksendung, der Wiedergabe auf fotomechanischem oder ähnlichem Wege und der Speicherung in Datenverarbeitungsanlagen, bleiben, auch bei nur auszugsweiser Verwendung, vorbehalten.
ISBN 978-3-99052-130-4

Lektorat: Janett Matuszewski M.A.
Projektbetreuung: Mag. Michael Hlatky
Umschlaggestaltung, Grafik & Satz: Manfred Neuhold B.A.
Druck & Bindung: Finidr s.o.r., 73701 Cesky Tesin
Printed in Czech Republic

Sämtliche Angaben in diesem Buch erfolgen trotz sorgfältiger Bearbeitung und Kontrolle ohne Gewähr und müssen vom jeweiligen Anwender im Einzelfall anhand anderer Literaturstellen auf ihre Richtigkeit überprüft werden. Eine Haftung der Autorin oder des Verlages aus dem Inhalt dieses Werkes ist ausgeschlossen.

Aus Gründen der leichteren Lesbarkeit – vor allem in Hinblick auf die Vermeidung einer ausufernden Verwendung von Pronomen – haben wir uns dazu entschlossen, alle geschlechtsbezogenen Wörter nur in eingeschlechtlicher Form – der deutschen Sprache gemäß zumeist die männliche – zu verwenden. Selbstredend gelten alle Bezeichnungen gleichwertig für Frauen.

Einleitung

Viele kennen das: Man nimmt ein Medikament, wodurch sich zum Beispiel der zu hohe Blutdruck wieder normalisiert oder das Sodbrennen verschwindet. Zum Glück, kann man da nur sagen! Denn ein dauerhaft erhöhter Blutdruck stellt eine Zeitbombe für das Herz-Kreislauf-System dar, das Sodbrennen nach den Mahlzeiten kann die Lebensqualität massiv vermindern.

Doch trotz aller Besserungen bleibt man irgendwie beeinträchtigt, fühlt sich benommen, abgeschlagen, Übelkeit und Muskelschmerzen treten auf. Kurzum, man fragt sich: hat dies etwa mit der Einnahme der Medikamente zu tun?

Möglicherweise! Diese „neuen" Beschwerden hängen vielleicht sogar mit dem Erfolg der medikamentösen Therapie zusammen. Zu einer guten Wirkung können sich auch unerwünschte Wirkungen, sogenannte Nebenwirkungen, gesellen. Das ist bekannt. Denn alles, was wirkt, hat auch Nebenwirkungen – wie eine Redewendung treffend ausdrückt. So manche Arzneien können nämlich den Organismus durcheinanderbringen, indem sie den Vitaminhaushalt stören, die Aufnahme von Mineralstoffen blockieren oder wichtige Spurenelemente aus dem Körper schwemmen. Was Patienten in Form von mehr oder weniger diffusen Beschwerden spüren können.

Damit das nicht passiert, haben wir diesen Ratgeber verfasst. Er beschreibt die Wirkungsweise von 13 besonders häufig verschriebenen Medikamentengruppen wie Blutdrucksenker, Säureblocker, Antibiotika oder Schmerzmittel. Der Hinweis auf mögliche Nebenwirkungen kommt ebenfalls nicht zu kurz. Dann aber werden in jedem dieser Kapitel auch die wichtigsten Gegenmaßnahmen – wir nennen sie Gegenwirkungen – präsentiert. Dabei geht es um die gezielte Zufuhr von Vitaminen, Mineralstoffen, Spurenelementen und Co., um die Nebenwirkungen abzuschwächen oder gar zu eliminieren. Oder um das von den Medikamenten verursachte Defizit wieder auszugleichen. Und in vielen Fällen kann man mit solchen natürlichen Maßnahmen sogar die Wirkung der Arzneien deutlich verbessern.

Wir wünschen Ihnen eine anregende und informative Lektüre. Denn wir sind überzeugt: Gut informierte Patienten haben es leichter!

Dr. Christian Egger
Mag. Wolfgang Bauer

Inhalt

1. Erfolgsgeschichte mit Wirkungen 7
2. Arzneimittel – kurze Geschichte ihrer Entwicklung 11
3. Was sind Mikronährstoffe? 14
4. Antiallergika (Allergiemittel) 20
5. Antibabypille 25
6. Antibiotika 29
7. Antidepressiva 35
8. Antidiabetika (Diabetesmittel) 39
9. Blutdrucksenker (Antihypertonika) 45
10. Cholesterinsenker (Statine) 51
11. Diuretika (harntreibende Medikamente) 57
12. Glucocorticoide (Cortisonpräparate) 62
13. Magenschutzpräparate bzw. Säureblocker 65
14. Osteoporose-Mittel 70
15. Schilddrüsenmedikamente 74
16. Schmerzmittel (Analgetika) 77
17. Die Mikronährstoffe im Einzelnen 81
        Fettlösliche Vitamine 81
        Wasserlösliche Vitamine 85
        Vitaminoide 94
        Mineralstoffe & Spurenelemente 96
        Probiotika 107
        Aminosäuren 109
        Fettsäuren 112

Literaturhinweise 115

1. Erfolgsgeschichte mit Wirkungen

Wer sich die Entwicklung der Lebenserwartung in den Industriestaaten vor Augen hält, der blickt auf eine wahre Erfolgsgeschichte. Vor allem, wenn es um die vergangenen 100 oder 150 Jahre geht. So hatte ein Junge, der 1868 in Österreich zur Welt kam, eine Lebenserwartung von durchschnittlich 33 Jahren, ein Mädchen des gleichen Jahrgangs hatte 36 Lebensjahre vor sich. Damals erlebte jeder dritte Säugling seinen ersten Geburtstag nicht. Bis zum Jahr 1900 verbesserte sich die Lebenserwartung: Sie betrug zur Jahrhundertwende fast 41 Jahre für Männer und zwei Jahre mehr für Frauen.

Diese Zahlen haben sich inzwischen in etwa verdoppelt. Männer werden gegenwärtig im Durchschnitt 78 Jahre alt, Frauen fast 83. Im weltweiten Ranking werden die Japaner am ältesten (84), gefolgt von Bewohnern der Schweiz, Italiens, Israels, San Marinos und Australiens. Ein Ende der Aufwärtsentwicklung ist nicht in Sicht. So zeigen Berechnungen des statistischen Bundesamtes in Deutschland, dass heute geborene Jungen mit fast 82 Lebensjahren rechnen können. Für Mädchen wurde berechnet, dass sie fast 88 Lebensjahre vor sich haben. Im Durchschnitt, versteht sich. Durchschnitt bedeutet, dass einige viel älter werden und andere deutlich früher sterben. Wie auch immer! Der Zugewinn an Lebensjahren in den vergangenen 150 Jahren ist jedenfalls beträchtlich.

Nicht verschweigen sollte man, dass diese Zahlen für die Industrieländer gelten. Denn in afrikanischen Ländern wie Sierra Leone (46 Jahre) oder Lesotho (50 Jahre) haben die Bewohner eine deutlich geringere Lebenserwartung. Doch trotz des Unterschieds geht es auch in den Entwicklungsländern mit der Lebenserwartung rapide aufwärts. Experten der UNO behaupten sogar, dass in den armen Regionen dieser Welt der Zugewinn an Lebensjahren am deutlichsten ausfällt. Zwischen 1990 und 2012 stieg er in den Entwicklungsländern um durchschnittlich neun Jahre.

Was die Lebenserwartung steigen lässt

Was sind die Gründe für diese Entwicklung? Nun, dazu zählen sicherlich die allgemeine Entwicklung der wirtschaftlichen Lage, die Verbesserung der hygienischen Bedingungen („Doktor Kühlschrank"), aber auch die Fortschritte in der Medizin. Allen voran die Bekämpfung lebensbedrohlicher Infektionskrankheiten durch Impfungen (z. B. die Ausrottung der Pocken oder die Entwicklung des Impfstoffs gegen Tetanus). Aber auch die Entwicklung von Arzneien hat ganz wesentlich dazu beigetragen.

Arzneien sind der europäischen Arzneimitteldefinition zufolge Stoffe, die dazu dienen, Krankheiten, Leiden, Körperschäden oder krankhafte Beschwerden zu heilen, zu lindern, zu verhüten oder zu erkennen. Krankheitserreger oder körperfremde Stoffe sollen durch sie abgewehrt, beseitigt oder unschädlich gemacht werden. Darüber hinaus dienen sie dazu, die Funktionen des Körpers oder seelische Zustände zu beeinflussen. 80 Prozent der Arzneimittel werden als Tabletten und Kapseln angeboten, es gibt sie aber auch in Form von Injektionen, Infusionen, Salben, Aerosolen und dergleichen. Arzneimittel bestehen aus einem oder mehreren Wirkstoffen und Hilfsstoffen, etwa für den Geschmack oder die Stabilität.

Wirkung – Nebenwirkung – Wechselwirkung

Arzneien haben eine sogenannte therapeutische Wirkung, das ist die Summe aller erwünschten Eigenschaften. Praktisch alle Arzneimittel weisen auch unerwünschte Wirkungen oder Nebenwirkungen auf. Alles, was wirkt, hat auch eine Nebenwirkung – so lautet eine bekannte Redewendung. Der in Radio- und Fernsehspots gebräuchliche Hinweis „Über Wirkung und mögliche unerwünschte Nebenwirkungen informieren Gebrauchsinformation, Arzt oder Apotheker" zählt sicherlich zu den häufigsten Redewendungen in den Medien.

Nun, Nebenwirkungen werden als „sehr häufig" gekennzeichnet, wenn sie bei mehr als zehn Prozent der Behandelten auftreten. „Seltene" Nebenwirkungen sind solche, die bei 0,01 bis 0,1 Prozent der mit dem Arzneimittel Behandelten festgestellt werden. Übrigens kann es vorkommen, dass eine Nebenwirkung zu einer Hauptwirkung wird, wie es dem Wirkstoff Sildenafil widerfahren ist. Im ursprünglich gedachten Einsatz gegen Bluthochdruck war es nicht wirklich erfolgreich. Aber es blieb nicht verborgen, dass es der Manneskraft auf die Sprünge half. Sildenafil ist seither der Wirkstoff des ersten Mittels gegen Erektionsstörungen (Viagra®).

Arzneimittel können sich aber auch in ihrer gegenseitigen Wirkung beeinflussen und beispielsweise zum Wirkungsverlust eines Medikaments führen. Man spricht in diesem Fall von Wechselwirkung – ein Problem, das auftreten kann, wenn man mehrere Medikamente einnimmt, wie es oftmals bei Patienten in zunehmendem Alter der Fall ist.

Diese Neben- und Wechselwirkungen sind es auch, die uns in diesem Buch beschäftigen. Denn Arzneimittel wie Antibiotika, Cholesterin- oder Blutdrucksenker und andere im Grunde wichtige – in vielen Fällen lebenswichtige – chemische Hilfen können sich nicht nur gegenseitig beeinflussen, sie können auch zu einem Mangel an Mikronährstoffen führen, also einen Mangel an Vitaminen, Mineralstoffen, Spurenelementen und anderen wichtigen Nährstoffen herbeiführen. Dieser Zusammenhang erklärt sich ganz einfach daraus, dass die Arzneimittel sowie Vitamine und anderen Mikronährstoffe auf den gleichen Wegen durch den Körper unterwegs sind, wenn sie ein- oder aufgenommen, verarbeitet und dann wieder ausgeschieden werden. So manche unerwünschte Wirkung wie Schwindel, Kurzatmigkeit oder Schlafstörungen kann damit zu tun haben, dass durch ein Medikament das Vitamin B_{12} verstärkt abgebaut oder ausgeschieden wird. Oder damit, dass die Verfügbarkeit der Mineralstoffe Magnesium oder Kalium beeinträchtigt ist – mit allen Folgesymptomen, die eine Wechselwirkung mit sich bringen kann.

Dazu zwei Beispiele:

- Eine Frau mit starken Kopfschmerzen im Bereich der Stirn, Fieber und Abgeschlagenheit erhält von ihrem Arzt ein Antibiotikum, denn sie leidet an einer bakteriellen Entzündung der Nasennebenhöhlen. Das Arzneimittel wirkt, die Symptome klingen ab. Auch der Allgemeinzustand der Patientin bessert sich deutlich. Doch kaum ist der Keim besiegt, stellt sich eine andere Infektion ein – eine Scheidenpilzinfektion, verursacht durch den Keim Candida albicans. Der Grund für diese häufige Folge nach einer Behandlung mit einem Antibiotikum: Dieses Medikament bekämpft nicht nur die die Krankheit verursachenden Bakterien, sondern auch die „guten" Bakterien. Diese halten an und für sich die in die Scheide eindringenden Keime wie etwa Pilze in Schach. Werden die „nützlichen" Bakterien vernichtet, haben Eindringlinge wie Pilze leichtes Spiel. Eine gezielte Zufuhr von „nützlichen" Bakterien in Form von Probiotika kann nun erfolgreich die Behandlung des Pilzes unterstützen, ein ausgeglichenes Milieu an Keimen wird wiederhergestellt. Mehr darüber im Kapitel über Antibiotika.

- Zweites Beispiel: Ein älterer Herr besucht einen für gesundheitsbewusste Laien gehaltenen Vortrag einer Medizinerin zum Thema Rheuma. In der Diskussion danach meldet er sich mit der Frage zu Wort, ob seine diffusen und bis dahin nicht gekannten Muskelschmerzen mit der erst kürzlich begonnenen Einnahme von cholesterinen Medikamenten (den sogenannten Statinen) zu tun haben könnten. Die Ärztin hält dies für möglich und rät ihm, sich an den verschreibenden Hausarzt zu wenden. Denn die Muskelschmerzen könnten mit einem Mangel des Coenzyms Q10 zusammenhängen, einem Mikronährstoff, der durch Cholesterinsenker verstärkt abgebaut wird. Zu diesem wechselhaften Verhältnis gibt es mehr im Kapitel über die Cholesterinsenker.

Die Gegenwirkung

Mikronährstoffe sind – wie der Name schon sagt – nur in geringen Mengen im Körper vorhanden, werden auch nur in kleinen Mengen über die Nahrung zugeführt, in Portiönchen sozusagen, die man zum Beispiel in Mikrogramm oder Milligramm bemisst. Doch ihr Einfluss auf die verschiedenen Abläufe und Funktionen im Körper ist riesig, sie sind für den Organismus unverzichtbar, wie in Kapitel 3 nachzulesen ist. Ob Entgiftung,

Blutbildung, Aufrechterhaltung eines intakten Abwehrsystems – ohne sie wären wichtige Vitalfunktionen gar nicht möglich. Darum wäre es schade, wenn die Arbeit dieser winzigen Helferlein durch die Einnahme verschiedener Arzneimittel eingeschränkt würde. Daher präsentieren wir in diesem Buch einige wichtige Arzneimittel, ihre Wirkung und ihre Wechselwirkung mit Mikronährstoffen. Und wir geben Tipps, wie man – quasi als Gegenwirkung – durch die gezielte Zufuhr von Vitaminen, Mineralstoffen, Spurenelementen und Co. das Defizit wieder auffüllen und manchmal die Wirkung der Arzneimittel sogar verbessern kann. ✱

2. Arzneimittel – kurze Geschichte ihrer Entwicklung

Die Menschen dürften bereits vor langer Zeit entdeckt haben, dass manche Früchte, Pflanzen, Kräuter oder Wurzeln nicht nur zum Stillen ihres Hungers nützlich waren, sondern noch zusätzliche Eigenschaften hatten. Ob appetitanregend, abführend, harntreibend, schmerz- oder blutstillend, schleimlösend: Funde aus vor- und frühgeschichtlicher Zeit beweisen, dass der Mensch schon früh verschiedene Pflanzen als Arzneimittel zu nutzen wusste. Ebenso verhält es sich mit tierischen und mineralischen Produkten.

So fand man im Grab eines Neandertalers, das vor ca. 70.000 bis 40.000 Jahren im heutigen Irak angelegt worden ist, verschiedene Beigaben mit Pflanzenpollen. Diese konnte man mehreren Heilpflanzen zuordnen, unter anderem der Schafgarbe und dem Eibisch. Kräuter, die auch heute noch in der Pflanzenheilkunde eine ganz wesentliche Rolle spielen. Ist es also das Grab eines Heilkundigen?

Ötzis pflanzliche Reiseapotheke

Ötzi wiederum lag nicht in einem Grab. Doch die 1991 in den Ötztaler Alpen entdeckte Gletschermumie (der Mann ist vor mehr als 5.000 Jahren dort gestorben) hatte so etwas wie eine Reiseapotheke in einer Gürteltasche bei sich, in der sich Stücke des Birkenporlings befanden. Von diesem Pilz ist eine blutstillende und desinfizierende Wirkung bekannt. War es seinerzeit üblich, sich gegen Verletzungen und Krankheiten zu rüsten, wenn man unterwegs war?

Verschriftlichte Anwendungen

Mehr über die frühe Anwendung von pflanzlichen, tierischen und mineralischen Arzneien weiß man von jenen Kulturen, die das Wissen darüber schriftlich festgehalten haben, wie die Assyrer oder Ägypter. In dieser Hinsicht sei auf den aus dem 16. Jahrhundert v. Chr. stammenden Papyrus Ebers verwiesen, mit den darin enthaltenen praktischen Beispielen der Anwendung bestimmter Heilpflanzen. Den Griechen und Römern sind solche Schriftstücke nicht verborgen geblieben, sie haben das Wissen systematisch weiterentwickelt. Wie Plinius der Ältere, der kurz nach der Zeitenwende fast 1.000 pflanzliche Arzneien beschrieb (in seinem Werk „Naturalis historia"), oder der Militärarzt Dioskurides, der etwa zur gleichen Zeit wie Plinius eine fünf Bücher umfassende Arzneimittellehre verfasste.

Im Mittelalter haben sich vor allem Klöster mit der Arzneimittellehre befasst, in den Klostergärten wurden systematisch Heilpflanzen angebaut. Was diese Epoche auf diesem

Gebiet zu bieten hatte, beweisen die Schriften der Ordensfrau Hildegard von Bingen („Physica") oder eines Albertus Magnus („De vegetabilibus"). Klostergärten bzw. die Klostermedizin erfreuen sich auch heute großer Beliebtheit.

Zu Beginn der Neuzeit waren es beispielsweise der Arzt und Philosoph Paracelsus sowie die Seefahrer mit den Mitbringseln ihrer Entdeckungsfahrten, die die Arzneimittelkunde vorangetrieben haben. Durch ihre Reisen wurden zahlreiche exotische Pflanzen bei uns bekannt.

Motor Naturwissenschaft

Der Fortschritt in den Naturwissenschaften revolutionierte im 19. Jahrhundert auch das Wissen um die Arzneimittel. Vor allem die aufstrebende Chemie führte dazu, dass man Inhaltsstoffe aus Pflanzen isolieren konnte, wie etwa Morphin (Alkaloid des Opiums, ein Mittel gegen starke Schmerzen) oder Chinin (aus der Chinarinde, gegen Malaria).

Jahr	Anmerkung
1923	Nobelpreis für Medizin für die Entdeckung des Insulins zur Behandlung von Diabetes
1944	Penicillin war als Medikament verfügbar
1956	Das erste Antidepressivum (Iproniazid) war marktreif
1957	Erste Zytostatika (Medikamente gegen Krebs) gegen Leukämie und Lungenkrebs
1960	Antibabypille wurde erstmals verschrieben
1964	Erstmalige Verordnung von Betablocker gegen Herzkrankheiten und Bluthochdruck
1980	Ausrottung der Pocken durch die Schutzimpfung; im gleichen Jahr erste ACE-Hemmer gegen erhöhten Blutdruck
1982	Humaninsulin, erstes gentechnisch hergestelltes Arzneimittel Europas
1987	Erste Arzneimittel gegen HIV sowie die ersten Mittel zur Senkung des Cholesterinspiegels (Statine)
1998	Erstes Medikament gegen Erektionsstörungen (Viagra®)
2006	Erster Impfstoff gegen Gebärmutterhalskrebs

Tab. 1: Meilensteine in der Arzneimittelentwicklung und -geschichte

Die Möglichkeit, synthetische Arzneimittel zu entwickeln, stellte um 1900 nochmals eine wesentliche Zäsur in der Entwicklung von Arzneien dar. Nach der Herstellung der Acetylsalicylsäure (ASS) durch Felix Hoffmann im Jahr 1897 und der Entwicklung eines schmerzstillenden, fiebersenkenden und entzündungshemmenden Medikaments (Aspirin) im Jahr 1899 ging es sozusagen Schlag auf Schlag weiter.

Zahlen und Fakten

Die Liste bahnbrechender Entwicklungen auf dem Sektor der Arzneimittelforschung ließe sich noch lange fortsetzen bzw. differenzierter ausführen (die meisten der eben zitierten Jahreszahlen stammen aus: Pharmig, Daten und Fakten 2015, Arzneimittel und Gesundheitswesen in Österreich). Vielmehr gilt festzuhalten, dass der Arzneimittelverbrauch im österreichischen Gesundheitssystem einen ganz wesentlichen Faktor darstellt. 2012 betrugen die Ausgaben für Arzneimittel nach Angaben des Bundesministeriums für Gesundheit rund drei Milliarden Euro (dabei sind die privaten Ausgaben für Arzneimittel nicht berücksichtigt). 120 Millionen Arzneimittelverordnungen wurden in jenem Jahr eingelöst. Anders berechnet es die Österreichische Apothekerkammer: Die Österreicherinnen und Österreicher nehmen 1.010 Einzeldosen (Standard Units) an Arzneimitteln pro Jahr zu sich (Einzeldosen sind zum Beispiel eine Tablette, ein Messbecher oder zehn Tropfen). Wobei festzuhalten ist, dass Kinder und Jugendliche nur wenige Einzeldosen pro Jahr einnehmen, ältere Personen jedoch mehrere Einzeldosen täglich, denn der Arzneimittelverbrauch steigt mit dem Alter an.

Am häufigsten wurden Medikamente für folgende Anwendungsgebiete verschrieben:

- Mittel mit Wirkung auf das Renin-Angiotensin-System (das sind Mittel gegen Bluthochdruck oder Herzschwäche): 13 Millionen Verordnungen.
- Mittel gegen Übersäuerung des Magens, gegen Sodbrennen oder Magengeschwüre: 9,2 Millionen Verordnungen.
- Psychopharmaka (Mittel gegen Depressionen und Demenz): 8,1 Millionen Verordnungen.

Diese Gruppen von Arzneimitteln werden uns in diesem Buch noch mehrmals beschäftigen. Denn ihre Nebenwirkungen bzw. unerwünschten Arzneimittelwirkungen können mithilfe von Mikronährstoffen, wie bestimmten Vitaminen oder Mineralstoffen, abgemildert werden. Außerdem kann durch die Unterstützung der kleinen Helfer die Therapie mit solchen Medikamenten verbessert werden.

3. Was sind Mikronährstoffe?

Sie kommen als natürliche Bestandteile in der Nahrung vor oder sind körpereigene Substanzen. Sie können begleitend zu einer medizinischen bzw. medikamentösen Therapie, zur Prävention oder zur Gesundheitsförderung eingesetzt werden (wie es die sogenannte Orthomolekulare Medizin macht, siehe unten). Die Rede ist von Mikronährstoffen, die in mehrere Substanzen eingeteilt werden können:

● **Vitamine:** Das sind essenzielle (also lebensnotwendige) organische Stoffe, die der Körper nicht selber bilden kann. Sie müssen mit der Nahrung zugeführt werden. Abhängig von ihrem Löslichkeitsverhalten unterscheidet man fett- und wasserlösliche Vitamine. Die fettlöslichen sind A-D-E-K. Zu den wasserlöslichen zählen Vitamin C und die Vitamine des B-Komplexes (B_1 = Thiamin, B_2 = Riboflavin, B_3 = Niacin, B_5 = Pantothensäure, B_6 = Pyridoxin, B_7 = Biotin, B_9 = Folsäure, B_{12} = Cobalamin, Biotin).

● **Mineralstoffe:** Dabei handelt es sich um Stoffe, die der menschliche Körper in relativ großer Menge benötigt. Dazu zählen u. a. Calcium, Kalium, Magnesium, Phosphor, Natrium. Sie sind in der Natur nur in gebundener Form zu finden. Das heißt, sie liegen entweder in einer organischen oder anorganischen Verbindung vor.

● **Spurenelemente:** Sie sind ebenfalls essenzielle (lebensnotwendige) Stoffe. Sie werden, wie der Name schon sagt, nur in Spuren – also in kleinen Mengen – benötigt. Sie sind maßgeblich an der Bildung von Enzymen und Hormonen beteiligt. Dazu zählen u. a. Chrom, Eisen, Jod, Kupfer, Molybdän, Selen, Zink. Auch sie können entweder in organischen oder anorganischen Verbindungen vorliegen.

● **Essenzielle Fettsäuren:** Omega-3-Fettsäuren (EPA, DHA – sie werden im letzten Teil des Buches genauer beschrieben) und Omega-6-Fettsäuren sind essenzielle Nahrungsbestandteile. Sie sind wesentlich an der Regulation des Entzündungsgeschehens beteiligt.

● **Vitaminoide:** Sie sind keine eigentlichen Vitamine, haben jedoch vitaminähnliche Wirkungen. Vitaminoide können mit der Nahrung zugeführt werden, der Körper kann diese Stoffe auch selber bilden. Oft deckt die Eigensynthese aber nicht den Bedarf. Die bekanntesten Vitaminoide sind das Coenzym Q10, Alpha-Liponsäure, L-Carnitin.

● **Aminosäuren:** Die insgesamt 20 Aminosäuren sind Bausteine der Proteine und daher an nahezu allen Prozessen des Körpers beteiligt. Acht Aminosäuren zählen zu den essenziellen, sie müssen mit der Nahrung aufgenommen werden, der Körper kann sie selber nicht bilden: Isoleucin, Leucin, Lysin, Methionin, Phenylalanin, Threonin, Tryptophan und Valin. Arginin und Histidin sind bedingt essenziell, das heißt, sie können in der Regel vom Körper gebildet werden. In bestimmten Situationen (Wachstum oder Genesung) werden sie nicht ausreichend gebildet und müssen über die Nahrung zugeführt werden.

- **Bioaktive Pflanzenstoffe:** Carotinoide, Flavonoide, Isoflavone und Polyphenole (OPCs) sind die bekanntesten der etwa 60.000 bis 100.000 Substanzen. Die Erforschung der einzelnen Stoffe steckt noch in den Anfängen. Als gesichert gilt aber bereits jetzt ein breites gesundheitsförderndes Wirkspektrum.
- **Probiotische Mikroorganismen:** Laktobakterien, Bifidobakterien etc. sind lebende Mikroorganismen, die einen gesundheitlichen Nutzen zeigen, wenn man sie in adäquater Menge aufnimmt.
- **Enzyme:** wirken als Biokatalysatoren. Sie beschleunigen biologische Reaktionen und sind an allen biochemischen Prozessen im Körper beteiligt. Etwa 5.000 verschiedene Enzyme konnten bisher im menschlichen Körper erforscht werden.

Orthomolekulare Medizin

Wir werden die wichtigsten Mikronährstoffe, vor allem jene, die in Wechselwirkung mit bestimmten Arzneimitteln stehen, im nächsten Kapitel genauer beschreiben. Die wissenschaftliche Beschäftigung mit diesen Substanzen sowie die therapeutische Anwendung ist Aufgabe der sogenannten Orthomolekularen Medizin. Als Wegbereiter dieser Richtung gelten der Biochemiker Linus Pauling (zweifacher Nobelpreisträger) und der Biochemiker und Psychiater Abraham Hoffer, die in den 1960er Jahren mit ihren bahnbrechenden Forschungen Aufsehen erregten. Orthomolekulare Medizin ist nach Linus Pauling „[…] die Erhaltung der Gesundheit und Behandlung von Krankheiten durch die Veränderung der Konzentration von Substanzen, die normalerweise im Körper vorhanden und für die Gesundheit erforderlich sind". Der Begriff „orthomolekular" leitet sich aus dem Griechischen ab und bedeutet wörtlich: ortho = richtig, wahr; Molekül = zusammengesetztes kleinstes Teilchen eines Stoffes.

Orthomolekulare Medizin basiert auf medizinischen, biochemischen und ernährungswissenschaftlichen Erkenntnissen. Mit Vitaminen, Mineralstoffen, Spurenelementen, Fettsäuren, Aminosäuren und Enzymen versucht man das physiologische Gleichgewicht wiederherzustellen. Dabei werden diese Mikronährstoffe je nach Blutbefund zum Teil in pharmakologischer Dosierung oral zugeführt, aber auch intravenös verabreicht. Diese sogenannte Hochdosistherapie obliegt den Ärzten.

Wie wirken Mikronährstoffe?

So vielzählig die Mikronährstoffe sind, so vielfältig sind auch ihre Funktionen im Organismus. Sie wirken entzündungshemmend, entgiftend, immunmodulierend, cholesterinsenkend, blutzuckersenkend, blutdruckbeeinflussend, antioxidativ, antithrombotisch, antibiotisch usw. Ein latenter Mangel kann verschiedene Beschwerden nach sich ziehen, wie eine erhöhte Infektionsneigung, Verdauungsprobleme, Leistungsabfall, Schlafstörungen, Herz-Kreislauf-Beschwerden, Stoffwechselbeeinträchtigung, Konzentrationsstörungen, Stimmungsschwankungen, Haarausfall oder Veränderungen an der Haut.

Entscheidend für den Wirkerfolg ist eine gezielte und bedarfsgerechte Zufuhr. Eine zu geringe oder zu hohe Dosis führt nicht zum erwünschten Ergebnis.

Die Nährstoffversorgung in Österreich

Dass die genannten Mangelerscheinungen hierzulande auftreten können, zeigt ein Blick auf die Ernährungsgewohnheiten der Österreicher, wie sie im Österreichischen Ernährungsbericht 2012 zusammengefasst sind. Er wird im Auftrag des Bundesministeriums für Gesundheit seit dem Jahr 1998 alle vier Jahre herausgegeben und gibt Aufschluss über das Ernährungsverhalten und die Veränderungen in den Konsumgewohnheiten der österreichischen Bevölkerung. Somit ist er ein mittlerweile etabliertes Nachschlagewerk der Gesundheitsberichterstattung und bildet eine Grundlage für die Planung ernährungspolitischer Maßnahmen.

Kern des Berichts ist die Beschreibung der Nährstoffversorgung der verschiedenen Altersgruppen. Die dafür nötigen Daten – aus anthropometrischen Messungen und der Ermittlung der Lebensmittel- und Nährstoffaufnahme mittels verbesserter Methoden – werden im Rahmen der Österreichischen Studie zum Ernährungsstatus (ÖSES) regelmäßig erhoben. Erstmals wurden in der ÖSES auch laborchemische Analysen (Blut- und Harnproben) mit spezifischen Biomarkern beim gesamten Studienkollektiv von 1.002 Personen durchgeführt. Aufgrund dieser Analysen können sogenannte **kritische Nährstoffe** in den verschiedenen Bevölkerungsgruppen genauer definiert werden.

Den Daten des Österreichischen Ernährungsberichts 2012 zufolge ist zwar bei einem Teil der Bevölkerung von einer ausreichenden Vitamin- und Mineralstoffversorgung auszugehen, bei über 20 Prozent der Bevölkerung (das sind ca. 1,68 Millionen Österreicher) zeigt sich jedoch eine **kritische Versorgung** mit bestimmten Mikronährstoffen (v. a. Selen, Zink, Vitamin D). Von einem marginalen Mangel geht man aus, wenn zwischen fünf und 20 Prozent der Bevölkerung deutlich erniedrigte Blutwerte aufweisen. Als „**zu-**

friedenstellender" Mikronährstoffstatus gilt, wenn weniger als fünf Prozent einen deutlich erniedrigten Status aufweisen.

Dabei sollte man nicht vergessen, dass selbst in diesem Fall noch immer bis zu 350.000 Österreicher (und ca. vier Millionen Deutsche) von einer unzureichenden Versorgung

Status	Gültig für	Mikronährstoffe
Kritisch > 20 % weisen deutlich erniedrigte Statuswerte auf	Gesamtbevölkerung	Calcium (außer Männer), Selen, ß-Carotin
	Schulkinder (7–14 Jahre)	Vitamin D
	Erwachsene (18–64 Jahre)	Zink (Frauen)
	Seniorinnen und Senioren (65–80 Jahre)	Vitamin D, Zink
Marginal 5–20 % weisen deutlich erniedrigte Statuswerte auf	Gesamtbevölkerung	Vitamin B_6
	Schulkinder (7–14 Jahre)	Vitamin E, Folsäure (Buben), Eisen, Zink
	Erwachsene (18–64 Jahre)	Vitamin D, Calcium, Zink (Männer), Vitamin B_1 (Frauen), Vitamin B_{12}, Folsäure (Männer)
	Seniorinnen und Senioren (65–80 Jahre)	Vitamin B_{12} (Seniorinnen), Folsäure, Eisen
Zufriedenstellend < 5 % weisen deutlich erniedrigte Statuswerte auf	Gesamtbevölkerung	Vitamin A, Vitamin K, Vitamin B_1, Vitamin B_2, Vitamin C, Magnesium, essenzielle Fettsäuren, Kalium, Jod
	Schulkinder (7–14 Jahre)	Vitamin B_{12}, Folsäure (Mädchen)
	Erwachsene (18–64 Jahre)	Vitamin B_{12}, Folsäure (Frauen)
	Seniorinnen und Senioren (65–80 Jahre)	Vitamin E, Vitamin B_{12} (Senioren)

Tab. 2: Bewertung des Ernährungsstatus der österreichischen Bevölkerung (nach Österreichischem Ernährungsbericht 2012)

betroffen sein können – von der Dunkelziffer (Nahrungsmittelunverträglichkeiten etc.) ganz abgesehen.

Die Untersuchungen zeigten außerdem, dass in allen Bevölkerungsgruppen durchschnittlich ein Drittel der Untersuchten übergewichtig ist – mit ansteigendem Vorkommen von Adipositas.

Mikronährstoffe und Arzneimittel

Wir haben es bereits erwähnt: Vitamine, Mineralstoffe, Spurenelemente und Co. sind für den Organismus essenziell. Die kleinen Helfer sind an zahlreichen Vorgängen im menschlichen Körper in wichtiger Funktion beteiligt. Doch auch Arzneimittel haben massive Wirkungen auf körperliche Prozesse, da durch sie zum Beispiel Erreger abgewehrt oder Schmerzen gelindert werden. Worin unterscheiden sich nun Mikronährstoffe von Arzneimitteln? Sie unterscheiden sich vor allem durch ihre Herkunft, den Wirkbereich, die Wirkgeschwindigkeit und Produktentwicklung.

Mikronährstoffe sind Substanzen, die in unterschiedlichen Mengen in der Nahrung vorhanden sind. Es sind Stoffe, die der Körper kennt und die für einen reibungslosen Stoffwechsel unerlässlich sind. **Arzneimittel** hingegen sind häufig Chemikalien, die künstlich hergestellt werden und unserem Körper fremd sind.

Mikronährstoffe gleichen Defizite dort aus, wo sie ursächlich entstehen. **Arzneimittel** sind darauf ausgelegt, Symptome zu bekämpfen, nicht aber deren Ursache.

Die Wirkung von **Mikronährstoffen** geht meist langsam vor sich. Dafür zeigen sie langfristige Besserung, weil sie das physiologische Gleichgewicht wiederherstellen. Ein Gewöhnungseffekt tritt daher nicht ein. **Arzneimittel** wirken meist rasch, indem sie biochemische Pfade blockieren oder in den Zellstoffwechsel eingreifen. Sie können unter Umständen abhängig machen. Auch Dosissteigerungen sind aufgrund des Gewöhnungseffekts nicht selten.

Mikronährstoffe sind in der Regel nebenwirkungsarm. Bei unkritischen, unphysiologisch hohen Dosen können aber auch diese Substanzen Probleme verursachen. **Arzneimittel** hingegen führen oft zu unerwünschten Nebenwirkungen.

Mikronährstoffe haben eine große therapeutische Breite. Das heißt, zwischen der Dosis, die sinnvoll ist, und einer Dosis, die potenziell toxisch ist, liegt ein großer Bereich. **Arzneimittel** hingegen haben meist eine kleine therapeutische Breite.

Mikronährstoffe sind nicht patentierbar. **Arzneimittel** werden patentiert und sind somit exklusives Eigentum des Herstellers.

Mikronährstoffe	Arzneimittel
Ursachenbekämpfung	Symptombekämpfung
kommen in der Nahrung vor	körperfremde Stoffe
physiologisches Gleichgewicht	Veränderungen im Stoffwechsel
Wirkung langsam, aber anhaltend	Wirkung rasch, kurzfristig
keine Nebenwirkungen	Nebenwirkungen möglich
großes Wirkungsspektrum	spezifisches Wirkungsspektrum

Tab. 3: Unterschiede zwischen Mikronährstoffen und Arzneimitteln (modifiziert nach Burgerstein et al., 2002)

Uns interessiert in diesem Buch vor allem das Thema Wechselwirkungen. Denn Arzneimittel bzw. deren Wirkstoffe können die Aufnahme und Verwertung von Vitaminen und Mineralstoffen verringern. Die Folge sind Mangelzustände. Wichtig ist es daher, je nach Medikament die richtigen Stoffe über die Nahrung zuzuführen und/oder zu ergänzen. So kann man Nebenwirkungen und eventuellen Mangelerscheinungen entgegenwirken.

4. Antiallergika (Allergiemittel)

Die für eine Allergie so typischen überschießenden Reaktionen des Immunsystems kann man mit einer ganzen Reihe von Medikamenten behandeln, die lokal (Nasenspray, Augentropfen) oder systemisch (Tabletten) eingesetzt werden. Ihre Wirkung kann durch die Einnahme von antientzündlichen Mikronährstoffen merklich optimiert werden.

Ob es sich um Gräserpollen, Tierhaare, die Ausscheidungen der Hausstaubmilbe oder um Nahrungsmittel wie Kuhmilch handelt – das Immunsystem erkennt diese an sich harmlosen Substanzen als fremd und gefährlich an und schlägt Alarm. Ein immunologischer Prozess kommt in Gang, wobei Abwehrzellen Hormone wie das Histamin freisetzen, was zu den bekannten Überreaktionen führt: starke Rötungen der Augen, heftiges Niesen oder Verengung der Bronchien mit Atemnot – um nur einige der Symptome zu nennen, unter denen Patienten mit Heuschnupfen, Tierhaar- oder Hausstaubmilbenallergie oder einer anderen Allergie leiden.

Solche heftigen Abwehrreaktionen sind an und für sich sinnvoll, um Bakterien, Viren und andere Krankheitserreger fernzuhalten oder zu bekämpfen. Doch bei Allergien schießt der Organismus über sein Ziel hinaus und reagiert auf harmlose Stoffe, die keine Bedrohung darstellen (diese werden als Allergene bezeichnet). Wenn das Immunsystem auf Pollen oder Tierhaare einmal allergisch reagiert, dann behält es die Erinnerung daran und reagiert bei jedem weiteren Kontakt mit diesen Stoffen mit den geschilderten heftigen und sehr unangenehmen Symptomen.

Mögliche Ursachen

Man schätzt, dass etwa zwei Millionen Menschen in Österreich von einer Allergie betroffen sind. Studien zufolge bedeutet dies eine Verdreifachung der Betroffenen in den vergangenen 30 Jahren. Die Tendenz ist weiterhin steigend. Verschiedene Ursachen werden für diese Entwicklung diskutiert – Umweltbelastung, Bestandteile unserer Nahrung oder auch ein mangelhaftes Training unseres Immunsystems. Dieses wird ja in der Kindheit ausgebildet. Je weniger Herausforderungen das Abwehrsystem in dieser Lebensphase vorfindet, desto schlechter wird es trainiert und umso anfälliger ist es dafür, auf geringste Reize übertrieben zu reagieren – so eine vieldiskutierte Annahme.

Verschiedene Formen

Zu den häufigsten allergischen Erkrankungen zählt sicherlich der Heuschnupfen, also die Überempfindlichkeit auf die Pollen von Hasel, Birke, Erle, Gräser, Bäumen usw. Ebenfalls häufig: allergisches Asthma, die Allergie auf Nahrungsbestandteile, auf Hautschuppen oder Haare von Haustieren oder auf den Kot der Hausstaubmilbe. Auch die Atopische Dermatitis bzw. Neurodermitis ist – besonders bei Kindern – eine häufig anzutreffende allergische Erkrankung. Die Patienten leiden an einer Entzündung an der Haut, die häufig von allergischem Asthma oder Heuschnupfen begleitet wird.

Exakte Diagnose

Was die Auslöser einer Allergie sind, kann sehr genau diagnostiziert werden. Etwa in Form einer ausführlichen Anamnese durch einen Allergiespezialisten. Ein Hauttest bringt weitere wichtige Informationen. Dabei werden die in Verdacht stehenden Allergene auf die Haut getropft, die Haut wird ganz leicht angeritzt. Reagiert das Hautareal binnen weniger Minuten mit Jucken und/oder einer Schwellung, ist der Test positiv. Das heißt, dass man auf die Substanz allergisch ist.

Aufschlussreich ist auch ein Bluttest. Dabei werden in einer Blutprobe die Antikörper nachgewiesen, die der Organismus als Reaktion auf ein Allergen freigesetzt hat.

Therapeutische Möglichkeiten

Im Grunde gibt es zwei Möglichkeiten, eine Allergie zu behandeln:

- **Kausale Therapie:** Dabei wird das Problem sozusagen „an der Wurzel gepackt". Sie wird auch spezifische Immuntherapie oder Hyposensibilisierung genannt. Der Allergieauslöser (z. B. Gräserpollen) wird in immer höherer Konzentration unter die Haut gespritzt, bis sich der Körper an den Stoff gewöhnt hat und nicht mehr allergisch darauf reagiert. Die Immuntherapie dauert mehrere Wochen und muss in den Folgejahren zwei Mal wiederholt werden.

- **Symptomatische Therapie:** Sprays für die Nase, Tropfen für die Augen oder Tabletten unterdrücken die Wirkung von Histamin, die allergische Reaktion wird zumindest gemildert. Besonders häufig verwendete Medikamente sind Antihistaminika, darunter fallen die sogenannten Mastzellenstabilisatoren und Cortisonpräparate.

Daneben gibt es noch eine ganze Menge an Verhaltenstipps, die vor allem Heuschnupfenpatienten helfen, Beschwerden zu lindern: dass man sich beispielsweise an Tagen oder zu Tageszeiten mit hoher Pollenbelastung möglichst wenig im Freien aufhält oder dass man durch abendliches Haarewaschen die Pollen aus den Haaren entfernt.

4.1 Die Wirkung

Medikamente wie die Mastzellenstabilisatoren bewirken, dass die Mastzellen das Histamin nur in geringen Mengen ausschütten. Sie werden vor allem bei Heuschnupfen und Nahrungsmittelallergien sowie zur Vorbeugung von Asthma eingesetzt. Die Antihistaminika, die ebenfalls bei Heuschnupfen und bei Bindehautentzündungen zum Einsatz kommen, mildern oder unterdrücken die allergischen Reaktionen. Sie bilden die größte Gruppe der Antiallergika und sind in Form von Tabletten, als Tropfen für die Augen oder als Spray für die Nase erhältlich. Sie hemmen sozusagen die Wirkung des Histamins und lindern dadurch die unangenehmen Symptome.

Auch Cortisonpräparate bzw. Glucocorticoide werden bei Allergien verordnet, da sie die Entzündungsvorgänge hemmen, die durch die allergische Reaktion ausgelöst werden. Cortisonhaltige Nasensprays zählen zu den besonders wirksamen Mitteln gegen allergischen Schnupfen. In Dosieraerosolen kommt Cortison bei allergischem Asthma zum Einsatz.

4.2 Die Nebenwirkungen

Müdigkeit, eingeschränktes Reaktionsvermögen, Schwindel und Mundtrockenheit sind Nebenwirkungen der Antihistaminika.

Kopf- und Gelenkschmerzen sowie Heiserkeit werden als unerwünschte Wirkungen der Mastzellenstabilisatoren genannt.

Werden Cortisonpräparate über einen längeren Zeitraum in hohen Dosen eingenommen, steigt das Risiko für Diabetes und Osteoporose, weil sie zum Beispiel den Vitamin-D-Spiegel negativ beeinflussen (siehe Kapitel über diese Medikamentengruppe).

4.3 Die Gegenwirkung

Dass man durch Zufuhr der Vitamine D und K sowie anderer Mikronährstoffe die Nebenwirkungen der Glucocorticoide verringern bzw. den Therapieerfolg dieser Medikamente verbessern kann, ist in dem Kapitel über diese Medikamentengruppe beschrieben.

An dieser Stelle sollen jene Mikronährstoffe hervorgehoben werden, die die Wirkung der Antiallergika verstärken und damit die medikamentöse Therapie optimieren.

Hier ist im Besonderen das **Vitamin C** zu nennen. Es fördert den Histaminabbau, was die überschießenden Reaktionen des Immunsystems mildert. Doch Untersuchungen zeigen, dass gerade Heuschnupfenpatienten einen zu niedrigen Vitamin-C-Spiegel im Blut aufweisen. Umgekehrt zeigt sich, dass bei Zufuhr hoher Dosen (3 x 1.000 mg pro Tag) der Histaminspiegel deutlich sinkt, wodurch die allergischen Reaktionen gemildert werden.

Diese positiven Eigenschaften des Vitamins können durch das Bioflavonoid **Quercetin** noch verstärkt bzw. länger aufrechterhalten werden. Denn es recycelt sozusagen oxidiertes Vitamin C und gilt daher als „Vitaminsparer". Darüber hinaus hemmt es die Freisetzung von Histamin aus Mastzellen. Einen besonders hohen Gehalt an Quercetin weisen manche Apfelsorten, Zwiebel, Petersilie, Salbei, grüner Tee, Trauben und dunkle Kirschen auf.

Das **„Sonnenvitamin" D** bietet als begleitendes Therapeutikum bei allergischen Reaktionen mehrere Vorteile: Über die ausgleichende Wirkung auf bestimmte Helferzellen kann durch gezielte Zufuhr von Vitamin D das Hautbild bei Atopischer Dermatitis deutlich verbessert werden. Außerdem reduziert ein guter Vitamin-D-Status ganz wesentlich die Anfälligkeit für Erkrankungen der Atemwege wie Asthma bronchiale.

Auch die **Gamma-Linolensäure** (GLA) hindert die Freisetzung von Histamin. Sie zählt zu den ungesättigten Omega-6-Fettsäuren und ist vor allem im Borretschöl und Nachtkerzenöl enthalten. Patienten mit Atopischer Dermatitis haben zumeist niedrige GLA-Werte. Man nimmt daher an, dass sie durch gezielte Zufuhr von Borretschöl profitieren könnten. Vor allem bei leichteren Formen von Neurodermitis.

Das Spurenelement **Zink** hat ebenfalls antiallergische Eigenschaften. Es hemmt nämlich die Histaminausschüttung der Mastzellen und gilt als begleitendes Therapeutikum bei allergischen Reaktionen. Außerdem haben Studien gezeigt, dass Kinder mit Nahrungsmittelallergien einen zu niedrigen Zinkstatus aufweisen. Als gute Zinkquellen gelten Fleisch, vor allem Innereien, Milchprodukte, Eier und Fisch. Vollkornprodukte und Spinat sind pflanzliche Zinkquellen.

Antiallergika (Allergiemittel)	
Wirkung	sie unterdrücken allergische Reaktionen
Nebenwirkung	Schläfrigkeit, Schwindel, geringeres Reaktionsvermögen
Gegenwirkung	Zufuhr der Vitamine C und D, der Spurenelemente Zink und Selen, der Gamma-Linolensäure sowie des Bioflavonoids Quercetin

Tab. 4: Antiallergika

Ebenfalls empfehlenswert: die Zufuhr von **Selen** bei allergischen Erkrankungen, falls eine Laboranalyse einen Mangel ergeben sollte. Untersuchungen haben gezeigt, dass mit der Zufuhr von Selen bei Kindern mit Atopischer Dermatitis die Reaktionen der Haut gebessert werden konnten.

Die ausreichende Versorgung mit **Vitamin C** und **Selen** ist auch bei allergischen Atemwegserkrankungen wie Asthma bronchiale angezeigt, da diese Mikronährstoffe die entzündlichen Prozesse vermindern können.

5. Antibabypille

Die Antibabypille – oft nur kurz „die Pille" genannt – zählt zu den beliebtesten und sichersten Methoden der Empfängnisverhütung. Da sie jedoch stark in den Hormonzyklus der Frauen eingreift, ist sie nicht frei von Nebenwirkungen.

Die Antibabypille – die verschiedenen Präparate sind auch als orale Kontrazeptiva oder Ovulationshemmer bekannt – wurde in den 1950er Jahren in den USA mit starker österreichischer Beteiligung entwickelt. 1951 gelang es dem aus Wien in die USA emigrierten Chemiker Carl Djerassi (1923–2015) für ein Pharmaunternehmen erstmals ein Sexualhormon aus der Gruppe der Gestagene künstlich herzustellen. Auf seinen Arbeiten aufbauend wurde wenig später von den Wissenschaftlern Pincus und Rock die erste Antibabypille entwickelt. Das Mittel wurde zunächst nur gegen Menstruationsbeschwerden eingesetzt, erst 1960 erfolgte die Zulassung als Verhütungsmittel.

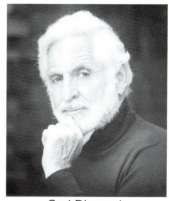

Carl Djerassi
Foto: ©Stanford University Press

Die Entwicklung der Pille gilt als wesentlicher Meilenstein in der Geschichte der Medizin. Sie hat darüber hinaus den Umgang mit Sexualität beeinflusst und somit die gesellschaftliche Entwicklung des 20. Jahrhunderts mitgeprägt. Über dieses Verhütungsmittel, das zunächst nur verheirateten Frauen verschrieben werden durfte, entbrannte eine intensiv geführte Diskussion. Es entsprach keineswegs den moralischen Vorstellungen verschiedener gesellschaftlicher Gruppen. 1968 lehnte etwa die katholische Kirche in der Enzyklika „Humanae vitae" die Pille und andere Methoden der Empfängnisverhütung ab. Der eheliche Akt sollte ausschließlich für die Weitergabe des Lebens offen sein, so Papst Paul VI. Es dauerte noch bis in die 1970er Jahre, bis die Antibabypille auch unverheirateten Frauen zur Verfügung stand. Seit ihrer Einführung wird ein Abfall der Geburtenrate verzeichnet, den man als „Pillenknick" bezeichnet.

Experten schätzen, dass in Österreich 40 Prozent der Frauen zwischen 15 und 45 Jahren mit der Pille verhüten.

Die Antibabypille gilt als sehr sichere Methode der Empfängnisverhütung. Moderne Präparate enthalten im Vergleich zur Pille der Anfangsjahre viel geringere Mengen an synthetischen Geschlechtshormonen. Nach Absetzen der Pille kann man ohne Weiteres den Kinderwunsch realisieren.

5.1 Die Wirkung

Die Antibabypille beeinflusst den natürlichen Hormonzyklus der Frau. Die „klassische" Pille enthält die Hormone Östrogen und Gestagen, was den Eisprung unterdrückt und die Befruchtung bzw. das Einnisten der befruchteten Eizelle in die Gebärmutter verhindert. Außerdem wird die Bildung eines zähflüssigen Schleims am Eingang der Gebärmutter gefördert, wodurch Spermien am Vordringen in die Gebärmutter und den Eileiter gehindert werden.

Die sogenannte Minipille enthält lediglich Gestagen und kein Östrogen. Ihre Wirkung basiert hauptsächlich auf der Bildung von Schleim am Gebärmuttereingang, wodurch dieser effektiv verschlossen wird. Der Eisprung wird durch die Minipille nicht so zuverlässig verhindert wie mit dem Kombinationspräparat aus Östrogen und Gestagen. Allerdings können die Spermien durch das zähe Sekret nicht hindurchgelangen und somit die Eizellen nicht befruchten.

Die „klassische" Antibabypille mit den Hormonen Östrogen und Gestagen bewirkt einen regelmäßigen Zyklus. Auf 21 Tage mit Tabletteneinnahme folgen sieben Tage ohne Tablette bzw. mit einer Tablette ohne Wirkstoffe (letzteres ist sinnvoll, um die gewohnte Einnahme nicht unterbrechen zu müssen und den Schutz vor Empfängnis nicht zu gefährden).

Die Antibabypille wird aber nicht nur als Verhütungsmittel eingesetzt, sondern auch für einen geregelten Monatszyklus, gegen Menstruationsbeschwerden oder gegen Akne.

5.2 Die Nebenwirkungen

Die Pille kann wie alle Arzneimittel, die Hormone enthalten, eine ganze Reihe von Nebenwirkungen verursachen. Die gefürchtetsten sind Thrombosen (vor allem in den ersten Monaten nach Beginn der Einnahme). Wird durch ein Blutgerinnsel ein Gefäß verstopft, ist Gefahr im Verzug. Dann drohen Lungenembolie, Herzinfarkt oder Schlaganfall. Auch Bluthochdruck, Migräne und Störungen der Leberfunktion können von der Antibabypille verursacht werden. Stimmungsschwankungen, Gewichtszunahme, Übelkeit sowie eine Abnahme der Libido werden ebenfalls berichtet.

Doch auch der Mineralstoff- und Vitaminhaushalt der Frau kann durch die Pille aus dem Lot geraten. So kann bei einer Therapie mit der Antibabypille ein Abfall der Plasmaspiegel bestimmter B-Vitamine beobachtet werden. Insbesondere ein Vitamin-B_6-Defizit scheint unter Pillenverwenderinnen weit verbreitet zu sein. Der Mechanismus, über den die oralen Ovulationshemmer den Vitamin-B_6-Status senken, ist noch nicht eindeutig definiert. Jedenfalls kann ein Mangel weitreichende Folgen haben. Reizbarkeit,

Antriebsschwäche, Schlaflosigkeit, Lichtempfindlichkeit, dünne Haare – um nur einige zu nennen.

In Verbindung mit der Antibabypille kann auch ein Abbau von Folsäure beobachtet werden. Folsäure gilt ja als das Frauenvitamin schlechthin, da es das Wachstum des mütterlichen Gewebes während der Schwangerschaft unterstützt. Darüber hinaus ist es für die Blutbildung von Bedeutung und für psychische Ausgeglichenheit. Da die Folsäureversorgung in der Bevölkerung generell als kritisch eingestuft wird und zudem ein ausreichender Folsäurestatus in den ersten 21 Tagen einer Schwangerschaft besonderes bedeutend ist, wird eine Supplementierung während der Einnahme von Ovulationshemmern generell als sinnvoll erachtet. Doch mehr darüber weiter unten!

Zahlreiche Autoren berichten von Zinkdefiziten durch die Antibabypille. Darüber hinaus stören Östrogene den Magnesiumhaushalt. Magnesium spielt besonders für die Muskeltätigkeit, die Nervenfunktion und die Energiegewinnung eine maßgebliche Rolle. Es senkt außerdem den Blutdruck und wirkt vorbeugend gegen Thrombosen.

Mit einem Satz: Die Pille ist ein Mikronährstoffräuber.

5.3 Die Gegenwirkung

Die Gegenstrategie ist somit klar: Bei der Einnahme der Antibabypille sollten Frauen auf eine gute Versorgung mit B-Vitaminen, Magnesium, Zink und anderen Mikronährstoffen achten. Eine Untersuchung von NICApur® hat den Erfolg dieser Maßnahme eindrucksvoll bewiesen. Die Teilnehmerinnen hatten zu Beginn der Studie mindestens drei Jahre lang die Pille eingenommen. Nach dreimonatiger Zufuhr gezielter Mikronährstoffe haben sie ihren allgemeinen Gesundheitszustand und ihr psychisches Wohlbefinden mittels eines international anerkannten und validierten Fragenbogens (SF-36 Fragebogen zum Gesundheitszustand zur Bestimmung der psychischen, emotionalen und physischen Parameter) bewertet. Zudem wurden labordiagnostisch die Vitamin-B_6-,

Antibabypille (orale Kontrazeptiva)	
Wirkung	verhindert durch Eingriff in den Hormonzyklus eine Schwangerschaft
Nebenwirkung	Mikronährstoffstatus gerät aus dem Lot
Gegenwirkung	gezielte Zufuhr von Mikronährstoffen während der Einnahme der Pille, z. B. Vitamin B_6, Magnesium, Zink, Folsäure usw.

Tab. 5: Antibabypille

Folsäure- und Serotoninwerte bestimmt. Das Ergebnis: Das psychische Wohlbefinden wurde nach der Zufuhr von Mikronährstoffen im Vergleich zur Placebo-Gruppe deutlich besser eingestuft. Außerdem war der Serotoninstatus der Frauen mit den Mikronährstoffen signifikant besser als jener der Placebo-Gruppe.

Expertentipp:

Frauen, die die Antibabypille ohne begleitende Mikronährstofftherapie einnehmen und nach Absetzen der Pille schwanger werden möchten, sollten sich für dieses Vorhaben bis zu einem Jahr Zeit lassen. In diesem Zeitraum sollte der durch die Pille beeinträchtigte Mikronährstoffspeicher wieder gefüllt werden.

6. Antibiotika

Antibiotika zählen zu den weltweit am häufigsten verschriebenen Medikamenten. Ihre Entdeckung und Entwicklung bildeten Meilensteine in der Geschichte der Schulmedizin. Da sie jedoch in vielen Fällen zu vorschnell verschrieben werden und auch beträchtliche Nebenwirkungen aufweisen, wird ihr Einsatz zunehmend kritisch hinterfragt.

Die Bezeichnung Antibiotikum wird aus dem Griechischen abgeleitet: anti = gegen, bios = das Leben. Antibiotika werden zur Bekämpfung von bestimmten Erregern eingesetzt, den Bakterien, die ernsthafte und schwerwiegende Infektionen verursachen können. Zum Beispiel eine bakterielle Lungen-, Mandel- oder Blasenentzündung.

Häufig wird der Begriff Antibiotikum als Synonym für Penicillin verwendet. Das rührt von der Entdeckung der antibiotischen Wirkung des Schimmelpilzes Penicillin durch Alexander Fleming in der ersten Hälfte des 20. Jahrhunderts her. Dafür erhielt der schottische Bakteriologe im Jahr 1945 den Nobelpreis für Medizin. Heute sind etwa 8.000 antibiotische Substanzen bekannt, rund 80 werden therapeutisch genutzt, so etwa die Sulfonamide, Tetracycline oder Aminoglycoside. Mit 5,6 Millionen verordneten Verpackungen (2011) pro Jahr rangieren die Antibiotika in Österreich nach Mitteln gegen Bluthochdruck oder gegen psychische Erkrankungen und anderen Medikamentengruppen an sechster Stelle im Arzneimittelverbrauch.

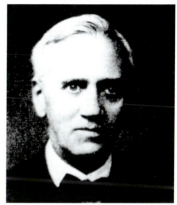

Alexander Fleming
Foto: ©Stanford University Press

6.1 Die Wirkung

Antibiotika bekämpfen Bakterien, sie tun dies auf zweifache Art und Weise:

- Sie hindern Bakterien daran, sich weiter zu vermehren. Diese Wirkung nennt man bakteriostatisch.
- Sie töten die Bakterien ab. Diese Wirkung wird als bakterizid bezeichnet.

Beide Wirkmechanismen sind nötig, wenn Bakterien in den Körper eingedrungen sind, sich dort vermehren und eine Entzündung auslösen. Dabei können sie – wie bei einer Lungenentzündung – auch ein Organ schädigen. Daraus wird ersichtlich, dass Antibiotika in vielen Fällen lebensrettend sein können, etwa bei älteren Menschen, die unter mehreren Krankheiten leiden.

Doch der sinnvolle und wichtige bakterientötende Wirkmechanismus der Antibiotika ist es auch, der so manche Expertenkritik hervorruft. Denn diese Medikamente wirken ausschließlich gegen Bakterien. Sie werden aber häufig auch bei Krankheiten verschrieben, die gar nicht von Bakterien, sondern von Viren verursacht werden. Dazu zählen die meisten Erkältungskrankheiten mit Schnupfen (ausgelöst zum Beispiel durch Rhinoviren), Fieber oder Heiserkeit. Auch die Grippe bzw. die grippalen Infekte werden durch Viren verursacht. Gegen diese Krankheiten wirken Antibiotika nicht.

Warum sie bei diesen Krankheiten trotzdem so häufig verschrieben werden, wurde in den Medien im Vorfeld des Europäischen Antibiotikatages im Herbst 2014 diskutiert. Einer der Gründe: Antibiotika genießen wegen ihrer sicheren Wirkung gegen Bakterien einen guten Ruf und werden von den Patienten beim Arzt regelrecht verlangt. Ein weiterer Grund: Sie werden im niedergelassenen Bereich vor allem freitags verordnet. Offenbar wollen Ärzte vor dem Wochenende auf Nummer sicher gehen – hieß es etwa in der Tageszeitung „Der Standard". Ärzten fehle es an Zeit und Energie, die Patienten von einer anderen Therapie zu überzeugen. Wie auch immer, die Verordnungspraxis in Sachen Antibiotika wird immer wieder hinterfragt, ihre Verwendung durch Informationsmaterial begleitet (wie durch den am Ende dieses Kapitels erwähnten Folder).

6.2 Die Nebenwirkungen

Im Wesentlichen führt der allzu häufige Einsatz von Antibiotika zu folgenden unerwünschten Wirkungen:

- **Resistenz:** Unter einer sogenannten Antibiotikaresistenz versteht man die zunehmende Widerstandsfähigkeit von Bakterien gegen Antibiotika. Die Erreger gewöhnen sich sozusagen allmählich an die Waffen, die zu ihrer Bekämpfung eingesetzt werden. Weil die Krankheitserreger nicht mehr ausreichend in ihrem Wachstum gehindert oder abgetötet werden, können sie ihre Wirkung immer besser entfalten, auch wenn man den Einsatz von Antibiotika steigert. Ein Problem, das weltweit zunimmt.

- **Auch die guten Bakterien werden geschädigt bzw. abgetötet.** Denn Antibiotika unterscheiden nicht zwischen „krankmachenden" und „guten", also nützlichen Bakterien. Vor allem die sogenannten Breitbandantibiotika – also Medikamente mit einer sehr großen Bandbreite für den Angriff auf Bakterien – sind für diese alles zerstörende Wirkung bekannt. Nützliche Bakterien leben vor allem im Darm des Menschen und versehen dort lebenswichtige Dienste. Auch sie werden durch diese Medikamente geschädigt. Daher kommt es bei ihrem Einsatz so häufig zu Magen-Darm-Beschwerden wie Durchfall, Übelkeit oder Bauchkrämpfen.

Der Darm – Tummelplatz für nützliche Bakterien

Der Darm des Menschen kann bis zu acht Meter lang sein. Mehr als 500 nützliche Bakterienarten (darunter Milchsäure- und Bifidobakterien) bilden die sogenannte Darmflora, die sich wie ein schützender Rasen über die Darmschleimhaut legt. Würde man die Darmbakterien entnehmen und auf eine Waage legen, käme ein Gewicht von zwei Kilogramm zusammen.

Der Darm ist mit einer Oberfläche von bis zu 400 Quadratmetern das Organ mit der größten Oberfläche für jenen Kontakt, den der Körper mit der Umwelt eingehen kann. Dort wird die von außen zugeführte Nahrung auf ihre Bestandteile „überprüft", auf Schadstoffe „kontrolliert". Wenn man sich vor Augen führt, dass der Darm eines 75-jährigen Menschen von rund 30.000 Tonnen Nahrung und 50.000 Liter Flüssigkeit passiert worden ist, dann ist ersichtlich, wie wichtig die Aufgabe ist, die der bakteriologische Schutzschild einnimmt. Je besser also die Darmflora mit den vielen Bakterien in Schuss ist, desto besser funktioniert die Abwehr schädlicher Stoffe bzw. krankmachender Keime. Überhaupt ist der Darm die Drehscheibe schlechthin für ein funktionierendes Immunsystem, dort werden krankmachende Keime daran gehindert, sich im Körper anzusiedeln und auszubreiten. Denn mehr als 50 Prozent aller Lymphozyten (das sind die eigentlichen Abwehrzellen) und rund zwei Drittel aller Immunglobulin-A-Plasmazellen (das sind Eiweißmoleküle zur Bekämpfung von Krankheitserregern) befinden sich im Darm des Menschen. Außerdem ist eine intakte Darmflora maßgeblich an der Bildung des Vitamins K und verschiedener B-Vitamine beteiligt und regt die Beweglichkeit des Darms an.

Gefährliche Irritationen

Dieses ausgeklügelte System kann nun durch die Therapie mit Antibiotika gehörig durcheinander geraten, indem auch die nützlichen Keime abgetötet oder in ihrer Vermehrung gehindert werden. Wird das Gleichgewicht der Zusammensetzung der Bakterienstämme gestört, kann der Anteil von krankmachenden Erregern zunehmen. Denn wenn in dem angesprochenen bakteriellen Rasen Lücken entstehen, ist die empfindliche Darmschleimhaut offen für die Ansiedelung und das Wachstum unerwünschter Keime. Vor allem das Bakterium Clostridium difficile kann dadurch leicht seine Wirkung entfalten und zum Auslöser von zum Teil heftigen Durchfällen werden. Bei etwa einem Drittel der mit Antibiotika behandelten Patienten kommt es im Zuge der Therapie zu Durchfallerkrankungen. Clostridium difficile ist in diesem Zusammenhang besonders gefürchtet, da es bei starker Vermehrung der Keime zu schweren Durchfällen kommen kann, die vor allem bei älteren Patienten viel dramatischer verlaufen als bei jüngeren.

Auch die Scheidenflora leidet

Doch nicht nur der Darm ist von nützlichen Bakterien besiedelt und nicht nur die Darmflora kann durch die Gabe von Antibiotika gestört werden. Auch die Scheidenflora von Mädchen und Frauen kann durch diese Medikamente in Mitleidenschaft gezogen werden. Im Intimbereich ist eine unglaubliche Menge an Keimen angesiedelt, in der Scheidenflüssigkeit einer gesunden Frau sind pro Milliliter mindestens 100 Millionen Bakterien nachweisbar. Mit durchaus günstigen Eigenschaften. Vor allem die Milchsäure- oder Laktobakterien sorgen für ein optimales und gesundes Milieu im Vaginalbereich. Sie achten darauf, dass keine anderen Keime von außen das gesunde Gleichgewicht stören können. Eindringende Keime werden bereits im Eingangsbereich bekämpft und werden so daran gehindert, über die Harnwege bis zur Blase aufzusteigen und schmerzhafte Entzündungen hervorzurufen.

Je mehr also von den nützlichen Bakterien vorhanden ist, desto besser der Schutz vor fremden Keimen. Bei einer zu geringen Anzahl von Milchsäurebakterien haben eindringende Keime leichteres Spiel. Erreger wie etwa der Keim Candida albicans können in solchen Fällen zu einer vaginalen Pilzinfektion führen. Daher sind Scheidenpilzinfektionen eine häufig anzutreffende Nebenwirkung einer Antibiotikatherapie.

6.3 Die Gegenwirkung

Das Gegenstück zu einem Antibiotikum ist ein Probiotikum (anti bios = gegen das Leben; pro bios = für das Leben). Probiotika sind Zubereitungen von nützlichen Bakterien (bekannt sind vor allem die Milchsäurebakterien, auch Laktobazillen genannt), etwa in Form von Kapseln oder Pulver. Sie geben dem Körper quasi das wieder zurück, was durch Antibiotika zerstört wurde. Probiotika sorgen dafür, dass die Darm- oder Scheidenflora wieder ins Gleichgewicht kommt. Durch gezieltes orales Zuführen von Milchsäure- oder Bifidobakterien – etwa in Kombination mit B-Vitaminen – kann man wieder für eine optimale Bakterienzusammensetzung sorgen. Die Widerstandsfähigkeit gegen Candida-Infektionen wird ebenso gesteigert wie die Produktion von Immunglobulin-A-Plasmazellen, die für das Immunsystem von so großer Bedeutung sind. Diese wichtige begleitende Maßnahme zu einer Antibiotika-Therapie beginnt man gleichzeitig mit den Medikamenten. Noch idealer ist es, wenn man bereits vor der ersten Antibiotikagabe mit der Zufuhr anfängt. Probiotika nimmt man während der gesamten Antibiotikatherapie, man beendet die Zufuhr am besten erst zwei bis vier Wochen nach der letzten Antibiotikagabe.

> **Expertentipp:**
> Das Probiotikum jeweils zeitversetzt zum Antibiotikum einnehmen, am besten zwei Stunden nach dem Medikament. So werden die nützlichen Bakterien nicht abgetötet.

Was man noch beachten sollte

In einem Folder des Bundesministeriums für Gesundheit sind weitere wichtige Tipps bezüglich einer Antibiotikatherapie aufgelistet:

Bevor man diese Medikamente einnimmt, sollte man dem Arzt folgende Fragen stellen:

- Warum brauche ich das Antibiotikum?
- Was sind mögliche Nebenwirkungen?
- Wie viele Tage muss ich das Antibiotikum einnehmen?
- Wie oft am Tag soll ich es einnehmen?
- Kann ich das Antibiotikum zusammen mit einer Mahlzeit einnehmen oder ist ein Abstand nötig?
- Beeinflusst das Antibiotikum andere Medikamente, die ich einnehme?

Über die Einnahmemodalitäten heißt es:

- Nehmen Sie das Antibiotikum so lange ein, wie es Ihnen verordnet wurde. Auch wenn Sie sich bereits besser fühlen, ist es wichtig, die Behandlung fortzuführen.
- Nehmen Sie kein Antibiotikum, das anderen Personen verschrieben wurde. Geben Sie auch niemandem Ihr Antibiotikum – selbst dann nicht, wenn die Krankheitszeichen sehr ähnlich erscheinen.
- Nehmen Sie das Antibiotikum vorzugsweise mit Wasser ein.
- Teilen Sie Ihrem Arzt alle Auffälligkeiten und unerwünschten Wirkungen mit.
- Informieren Sie Ihren Arzt vor einer Antibiotikaeinnahme, ob Sie schwanger sind oder stillen.
- Es kann hilfreich sein, wenn Sie sich den Namen, die Dosierung, den Zeitpunkt und eventuelle Nebenwirkungen aller Antibiotika notieren, die Sie oder Ihr Kind genommen haben.
- Erwarten Sie nicht, dass Ihr Arzt Ihnen oder Ihrem Kind bei jeder Infektion ein Antibiotikum gibt. Bei Erkrankungen durch Viren hilft es nicht.

Antibiotika	
Wirkung	Bakterien werden in ihrer Vermehrung gehindert bzw. abgetötet
Nebenwirkung	auch nützliche Bakterien (vor allem im Darm und in der Scheidenflora) werden geschädigt
Beschwerden	Durchfall, Übelkeit, Bauchschmerzen, Scheidenpilzinfektionen
Gegenwirkung	Einnahme von Probiotika während der Antibiotikatherapie

Tab. 6: Antibiotika

7. Antidepressiva

Antidepressiva sind Medikamente, die gegen Depressionen, aber auch gegen andere psychische Probleme zum Einsatz kommen. Durch eine Beeinflussung des Hirnstoffwechsels wird eine Stimmungsaufhellung bewirkt, was durch Mikronährstoffe optimiert werden kann.

Experten schätzen, dass in Österreich rund 800.000 Personen unter Depressionen leiden. Etwa jede vierte Frau und jeder zehnte Mann ist mindestens einmal im Leben von einer Depression betroffen. Manche haben nur eine depressive Episode in ihrem Leben, doch zwei Drittel der Betroffenen haben mehrere Episoden, in vielen Fällen entwickelt sich die Depression zu einem chronischen Leiden.

An einer Depression kann man praktisch in jedem Alter erkranken, Kinder ebenso wie Hochbetagte. Zumeist stellt sich die erste Episode einer Depression im Alter zwischen 25 und 44 Jahren ein.

Hauptsymptome einer Depression sind unter anderen:

- getrübte, traurige Stimmung
- Antriebslosigkeit, rasche Ermüdbarkeit
- Rückzug, Interessensverlust, wenig Freude an Aktivitäten und Unternehmungen
- Schlafstörungen
- Appetitlosigkeit
- Gefühl der Wertlosigkeit, Schuldgefühle
- Schwierigkeit, sich zu konzentrieren
- Suizidgedanken

Die Ursachen von Depressionen können mannigfaltig sein: In vielen Fällen sind es belastende Ereignisse wie Verlusterfahrungen, Scheidung, Verlust des Arbeitsplatzes. Depressionen können aber auch Ausdruck anderer Erkrankungen sein, etwa einer Schilddrüsenunterfunktion oder eines Gehirntumors. Es gibt aber auch Depressionen, die auf keine der genannten Ursachen zurückzuführen sind, die sogenannten endogenen Depressionen. Gemeinsam ist allen Formen jedoch, dass bei der Informationsübertragung im Gehirn Veränderungen beobachtet werden können. So ist bei Depressiven der Spiegel einiger Neurotransmitter wie Serotonin oder Noradrenalin im Vergleich zu gesunden Menschen niedriger (Neurotransmitter sind als Nervenbotenstoffe für die Informationsübertragung zwischen den Nervenzellen im Gehirn wichtig).

Die Weltgesundheitsorganisation (WHO) geht davon aus, dass Depressionen in wenigen Jahren weltweit nach Herz-Kreislauf-Erkrankungen zu den häufigsten Krankheiten zählen werden. Sie gehören jedoch auch zu jenen Krankheiten, die am häufigsten tabuisiert werden.

Antidepressiva sind Medikamente, die durch Beeinflussung des Hirnstoffwechsels die Stimmung aufhellen. Diese Wirkung ist allerdings nicht nur in der Therapie der Depressionen erwünscht, sondern auch für die Behandlung von Angstkrankheiten oder von chronischen Schmerzen. Daher kommen Antidepressiva auch dort zum Einsatz. Mit 7,9 Millionen verordneten Packungen jährlich rangieren Antidepressiva zusammen mit anderen Medikamenten gegen psychische Erkrankungen (z. B. Demenz) an dritter Stelle des österreichischen Arzneimittelverbrauchs.

Bei leichten bis mittelschweren Depressionen kommen auch nicht-medikamentöse Therapien wie psychotherapeutische Verfahren oder bestimmte Formen der Meditation (Achtsamkeitsmeditation) zur Anwendung. Ihre Wirkung ist der medikamentösen Therapie in vielen Fällen gleichzustellen.

7.1 Die Wirkung

Es gibt eine ganze Reihe von Antidepressiva mit unterschiedlichen Wirkmechanismen. Zu den bekanntesten und am häufigsten verschriebenen zählen sicherlich die **Selektiven Serotonin-Wiederaufnahme-Hemmer**, kurz SSRI genannt. Sie fördern sozusagen die Verfügbarkeit des als „Glückshormon" bekannten Überträgerstoffes Serotonin im Gehirn, was man als Gefühl der Zufriedenheit und Gelassenheit verspürt. Gefühle der Angst oder des Kummers wiederum werden verdrängt. Serotonin steuert auch den Schlaf-Wach-Rhythmus, wobei der Neurotransmitter vor allem für den Zustand der Wachheit verantwortlich ist. Im Schlaf wiederum ist der Einfluss des Hormons Melatonin vorherrschend.

Die **trizyklischen Antidepressiva** – es handelt sich dabei um eine ältere Arzneimittelklasse – beeinflussen nicht nur die Verfügbarkeit des Serotonins, sondern auch jene der Neurotransmitter Noradrenalin und Dopamin. Sie haben ein breiteres Wirkspektrum als die SSRI, weisen jedoch auch mehr Nebenwirkungen auf.

7.2 Die Nebenwirkungen

Verdauungsstörungen, Kopfschmerzen, Mundtrockenheit, Schweißausbrüche und dergleichen sind häufig berichtete Nebenwirkungen von Antidepressiva. Aber auch schwerere Symptome wie Herzrhythmusstörungen und ein häufigeres Auftreten suizidaler Gedanken werden berichtet.

Trizyklische Antidepressiva können auch zu einem Mangel an **Coenzym Q10** führen. Das Vitaminoid ist ja im Körper überall dort vonnöten, wo es um die Gewinnung und Bereitstellung von Energie geht. Daher kann ein Coenzym-Q10-Mangel mit Antriebsschwäche, Müdigkeit und Muskelschmerzen einhergehen. Symptome, die von depressiven Menschen häufig berichtet werden.

Auch der **Vitamin-B$_2$**-Spiegel kann abfallen. Die Betroffenen reagieren ebenfalls mit Muskelschwäche, aber auch mit Lichtempfindlichkeit, werden schneller müde. Außerdem kann ihre Haut schuppen oder sich röten, offene Mundwinkel können ebenfalls die Folge sein. Das Vitamin B$_2$ ist wichtig für den Erhalt normaler Haut und normaler Sehkraft.

Die Selektiven Serotonin-Wiederaufnahme-Hemmer können zu einem Mangel an **Folsäure** führen. Ein Folsäuremangel kann die Bioverfügbarkeit von Serotonin beeinträchtigen. Dadurch kann die Entwicklung einer Depression gefördert werden. Aber auch Schwäche und Vergesslichkeit können sich einstellen. Außerdem wird das Risiko erhöht, einen Schlaganfall oder eine Demenz zu bekommen.

7.3 Die Gegenwirkung

Wer trizyklische Antidepressiva einnimmt, sollte darauf achten, dass der Coenzym-Q10-Status ausreichend ist. Dafür ist eine Zufuhr von täglich 100 bis 300 mg zu empfehlen.

Außerdem wird depressiven Personen die Einnahme von Folsäure und Vitamin B$_{12}$ empfohlen, egal ob sie Antidepressiva (trizyklische oder SSRIs) einnehmen. Denn Menschen mit Depressionen weisen häufig einen Mangel an diesen wichtigen Mikronährstoffen, die auch als Nervenvitamine bekannt sind, auf. Werden beide gezielt zugeführt, erhöht sich auch die Wirkung der antidepressiven Medikamente. In diesem Fall fördern die Mikronährstoffe den Erfolg der medikamentösen Therapie.

Häufig versuchen Patienten, ihre Depression auf „natürliche" Weise zu behandeln. Etwa durch die Zufuhr der Aminosäuren **L-Tryptophan** oder **5-Hydroxytryptophan** (5-HTP). Von diesen Aminosäuren weiß man, dass sie die Verfügbarkeit des Glückshormons Serotonin steigern können. Daher werden diese Aminosäuren seit Langem bei Depressionen, aber auch bei Schlafstörungen eingesetzt. Wie bereits erwähnt, steht der Schlaf-Wach-Rhythmus mit dem Botenstoff Serotonin in engem Zusammenhang. Doch Vorsicht: Die Aminosäuren können zu einem Serotoninüberschuss führen, wenn man sie mit Antidepressiva kombiniert. Betroffene merken dies an Herzrasen, Verwirrtheit, Unruhe oder Schwindel.

Übrigens können auch der Mineralstoff **Magnesium** und die **Omega-3-Fettsäuren** die Wirkung von Antidepressiva unterstützen. Durch einen ausreichenden Magnesiumstatus steigt die Umwandlung und Bildung von Serotonin. Es kann sogar vorkommen, dass der Bedarf an Antidepressiva verringert wird.

Ähnliche positive Eigenschaften werden den Omega-3-Fettsäuren zugeschrieben. Sie üben ja nicht nur eine schützende Funktion für das Herz aus, indem sie etwa das „böse" LDL-Cholesterin senken, sondern sie beeinflussen auch die Serotonin- und Dopaminrezeptoren. Die Verfügbarkeit von Serotonin im Gehirn steigt.

> **Expertentipp:**
> Einen sehr guten stimmungsaufhellenden, antidepressiven Effekt weisen auch die körpereigene **Substanz S-Adenosyl-Methionin (SAMe)** und der **Extrakt aus der Gelbwurz (Curcuminoide)** auf. Beide wurden schon in mehreren Studien untersucht und es konnte eine nahezu gleichwertige Wirkung zu handelsüblichen Antidepressiva festgestellt werden.

Antidepressiva	
Wirkung	stimmungsaufhellend, antriebssteigernd
Nebenwirkung	Mangel an Coenzym Q10, Vitamin B_2 und Folsäure
Beschwerden	Antriebsschwäche, Müdigkeit, Hautprobleme
Gegenwirkung	Zufuhr von Coenzym Q10, Folsäure, Vitamin B_2, Magnesium und Omega-3-Fettsäuren

Tab. 7: Antidepressiva

8. Antidiabetika (Diabetesmittel)

Die Einnahme von Medikamenten, die den erhöhten Blutzuckerspiegel bei Diabetes senken, ist besonders wichtig, um ernste Folgeschäden zu vermeiden. Doch einzelne Wirkstoffe können die Aufnahme und die Verfügbarkeit wichtiger Vitamine verringern. Andererseits kann die Zufuhr von Mikronährstoffen die medikamentöse Diabetestherapie unterstützen und optimieren.

Diabetes mellitus, wie die Zuckerkrankheit in der Fachsprache genannt wird, ist eine Volkskrankheit geworden. Experten schätzen, dass in Österreich rund 600.000 Menschen von einer Diabeteserkrankung betroffen sind, was etwa acht bis neun Prozent der Bevölkerung ausmacht. In Europa sind es im Übrigen rund 53 Millionen Erkrankte. Doch nur 430.000 Landsleute haben eine entsprechende ärztliche Diagnose, der Rest weiß von der Krankheit noch gar nichts. Weitere Zahlen aus dem Österreichischen Diabetesbericht 2013, die den Ernst der Lage verdeutlichen:

- Bei Menschen über 65 ist die Diabeteserkrankung einer der Hauptgründe für eine Beratung bei Allgemeinmedizinern.

- 8,4 Prozent der Gesundheitsausgaben (die von den Sozialversicherungsträgern übernommen werden) entfallen auf Diabetiker.

- Etwa 130 Diabetes-Ambulanzen für Jugendliche und Erwachsene stehen hierzulande zur Verfügung.

Diabetes wurde im Jahr 2011 bei etwa 2.900 Menschen als Todesursache festgestellt.

Diabetes ist eine Störung des Stoffwechsels, an dem das Hormon Insulin sowie der Einfachzucker Glucose beteiligt sind. Insulin wird in der Bauchspeicheldrüse gebildet und dient dazu, die Glucose in die Zellen zu transportieren. Diese benötigen den Zucker zur Energiegewinnung. Wenn der Zucker allerdings nicht von den Zellen aufgenommen wird (was als Insulinresistenz bezeichnet wird), steigt seine Konzentration im Blut. Zu viel Zucker im Blut führt aber auf Dauer zu Schäden an den Gefäßen, Organen und Nerven. Mit Spätfolgen wie Herzinfarkt, Schlaganfall, Nierenversagen und Erblindung. Das Fatale daran: Patienten merken dieses Stoffwechselproblem lange Zeit nicht bzw. viel zu spät. Wenn Diabetes erstmals diagnostiziert wird – etwa im Zuge einer Routineuntersuchung –, dann bestehen bei der Hälfte der Betroffenen bereits Schäden an den Organen.

Das geschilderte Szenario mit der Insulinresistenz gilt für den **Diabetes des Typs 2**, von dem 90 bis 95 Prozent der Diabetiker betroffen sind (das sind in Österreich rund 500.000 Personen!). Früher wurde diese Krankheit „Altersdiabetes" genannt, weil vornehmlich ältere Menschen davon betroffen waren. Doch Diabetes ist längst eine Volkskrankheit geworden. Typ-2-Diabetes tritt immer häufiger in jüngeren Jahren, ja sogar bei Jugendlichen und Kindern auf. Die genauen biochemischen Prozesse, die zur Insulinresistenz führen, sind noch nicht zur Gänze geklärt. Aber fettreiche und ballaststoffarme Ernährung, zu wenig Bewegung, Übergewicht bzw. ein erhöhter Körperfettanteil tragen ganz wesentlich zur Ausbreitung dieser Krankheit bei. Daher kann man in vielen Fällen, vor allem in einem frühen Stadium, die Zuckerkrankheit durch eine Änderung des Lebensstils mit Gewichtsreduktion und regelmäßiger Bewegung überaus günstig beeinflussen. Ist die Erkrankung fortgeschritten, stehen diverse Medikamente zur Verfügung, auf die wir weiter unten genauer eingehen.

Dem **Diabetes des Typs 1** liegt ein Mangel an Insulin zugrunde. Diejenigen Zellen, die in der Bauchspeicheldrüse Insulin produzieren, werden durch körpereigene Abwehrstoffe zerstört. Es kann kein Insulin mehr produziert werden, was nur durch Insulininjektionen ausgeglichen werden kann – eine Therapie, die zumeist sofort nach der Erstdiagnose beginnt und die lebenslang beibehalten werden muss. Diese Krankheit wurde daher früher „insulinabhängiger Diabetes" genannt. Experten vermuten, dass eventuell Virusinfektionen bei entsprechender Veranlagung diese selbstzerstörerische Reaktion in der Bauchspeicheldrüse auslösen.

Während die Betroffenen den absoluten Insulinmangel beim Typ-1-Diabetes rasch bemerken und handeln, kann der Typ-2-Diabetiker lange Zeit beschwerdefrei leben. Dennoch gibt es Anzeichen, die auf die Stoffwechselstörung hinweisen könnten: großer Durst, häufiges Wasserlassen, spürbarer Leistungsabfall, Juckreiz, Sehstörungen, Infektanfälligkeit, Abnahme der Potenz bei Männern usw. Je früher man die Erkrankung entdeckt und behandelt, desto besser stehen die Chancen für ein Leben ohne Beschwerden und ohne Spätfolgen. Wir haben es bereits erwähnt: In vielen Fällen kann man durch regelmäßige Bewegung und Gewichtsreduktion die Blutzuckerwerte deutlich senken und in den Bereich der Normwerte gelangen. Doch die Produktion von Insulin in der Bauchspeicheldrüse nimmt im Laufe der Zeit bei den Betroffenen ab (übrigens auch bei Nicht-Diabetikern). Man wird auf Dauer mit einer Änderung des Lebensstils nicht das therapeutische Auslangen finden. Daher sollte man immer auch einen bestimmten Laborwert im Auge haben – den Blutzuckerlangzeitwert HbA1c. Wenn dieser über dem Wert von sieben Prozent (53 mmol/mol) liegt – trotz gesunder Ernährung und regelmäßigem Sport – sollte man eine medikamentöse Therapie mit blutzuckersenkenden Tabletten beginnen, raten Experten.

8.1 Die Wirkung

Einer der bedeutendsten Wirkstoffe zur Behandlung des Typ-2-Diabetes ist **Metformin**. Es senkt den Blutzuckerspiegel, weil es

- die Neubildung von Glucose in der Leber unterbindet, wodurch weniger Zucker ins Blut gelangt,
- eine bessere Verwertung der Glucose in der Muskulatur bewirkt,
- im Darm zu einer verringerten Aufnahme von Zucker aus der Nahrung kommt.

Metformin unterstützt außerdem die Gewichtsreduktion, weil es das Hungergefühl abschwächt. Es gibt Hinweise, dass Metformin gute Auswirkungen auf den Fettstoffwechsel aufweist und das Krebsrisiko bei Typ-2-Diabetikern senkt.

Ebenfalls zum Einsatz gelangen Medikamente mit dem Wirkstoff **Alpha-Glucosidase-Hemmer**. Durch ihre Einnahme hat man die Blutzuckeranstiege nach dem Essen besser im Griff, sie verlangsamen nämlich die Glucoseverarbeitung im Darm.

Erwähnt seien noch Medikamente mit dem Wirkstoff **Sulfonylharnstoff**. Er bewirkt, dass die Bauchspeicheldrüse mehr Insulin produziert und dieses relativ schnell ans Blut abgibt, was den Blutzuckerspiegel rasch und effektiv senkt.

8.2 Die Nebenwirkungen

Der häufig verschriebene und sehr effektive Wirkstoff Metformin hat einen bedeutenden Nebeneffekt: Er hemmt die Aufnahme des Vitamins B_{12} aus der Nahrung. Wir kennen einen ähnlichen Effekt von den Protonenpumpenhemmern (PPI), die zur Reduktion der Magensäure und somit gegen Sodbrennen zum Einsatz kommen. Diese Medikamente verringern ebenfalls die Magensäure, schaffen also ein milderes Milieu im Verdauungstrakt. Jedoch benötigt das Vitamin B_{12}, das zum Beispiel in Fleisch, Eiern und in der Milch enthalten ist, eben diese Magensäure, um entsprechend aufgenommen werden zu können. Bei Dauermedikation kann sich daher ein echter Mangel einstellen. Von den über 60-Jährigen weiß man aus zahlreichen Untersuchungen, dass etwa 40 Prozent einen zu niedrigen Vitamin-B_{12}-Spiegel aufweisen. Was nicht nur an der Einnahme von Medikamenten liegt, sondern auch an verschiedenen chronischen Erkrankungen sowie an organischen Veränderungen, die sich mit zunehmendem Alter ergeben.

Vitamin B_{12} ist (wie übrigens auch die anderen B-Vitamine) für die Gesundheit der Gefäße, der Nerven und der geistigen Funktionen von enormer Bedeutung. Wie bereits erwähnt, führt zu viel Zucker im Blut auf Dauer zu Schäden an den Gefäßen, Organen und Nerven. Herzinfarkt, Schlaganfall, Nierenversagen, Sehstörungen und sogar Erblindung sind häufige Folgen. Das Risiko für diese Schäden und Erkrankungen wird durch den Mangel an Vitamin B_{12} noch zusätzlich verschärft. Außerdem können Symptome wie Gedächtnis- und Konzentrationsstörungen, Schwäche, Schwindel, Schlafstörungen und depressive Verstimmungen auftreten. Darüber hinaus ist das Vitamin für ein intaktes Immunsystem und die Bildung von roten Blutkörperchen wichtig sowie ganz allgemein für Vitalität. Und – auch diesen Effekt kennen wir von anderen Medikamentengruppen – der Homocysteinspiegel im Blut kann durch einen Mangel an Vitamin B_{12} ansteigen, wodurch sich das Risiko für einen Schlaganfall, für Demenz und für Osteoporose erhöht.

Durch Wirkstoffe aus der Gruppe der **Alpha-Glucosidase-Hemmer** kann es zu einem Abfall des Vitamin-D-Spiegels kommen. Dieser ist in unseren Breiten durch die zu geringe Sonneneinstrahlung ohnehin bei vielen Menschen zu niedrig. Dabei ist dieses Vitamin so wichtig für die Regulation des Blutdrucks, für die Erhaltung starker Knochen und Zähne und für ein intaktes Immunsystem.

Ein Mangel reduziert nicht nur die natürliche Bildung und Verwertung von Insulin, auch die Cholesterin- und Blutdruckwerte können in die Höhe gehen. Müdigkeit, Schwäche, Schlafstörungen, eine erhöhte Infektanfälligkeit, eine Abnahme der Knochendichte und andere Symptome können ebenfalls die Folge sein. In puncto Diabetes ist wichtig zu wissen, dass Vitamin D die Insulinproduktion verbessert, ein Mangel wiederum kann zu einem erhöhten Risiko führen, einen Typ-1-Diabetes zu entwickeln.

Wirkstoffe aus der Sulfonylharnstoff-Gruppe wiederum können auf Dauer die Verfügbarkeit des Coenzyms Q10 verringern. Dieses Vitaminoid ist für die Energiegewinnung in den Zellen von Bedeutung. Es wird überall dort im Körper gebraucht, wo sehr viel Energie benötigt wird, etwa in der Leber, im Herzen oder bei bestimmten Erkrankungen, die einen gesteigerten Bedarf verlangen – dazu zählt die Zuckerkrankheit. Fällt der Coenzym-Q10-Spiegel ab, kommt es häufig zu Muskelschmerzen, Muskelschwäche und zu Müdigkeit.

8.3 Die Gegenwirkung

Besonders wichtig ist eine frühzeitige bzw. präventive Zufuhr des **Vitamins B_{12}**. Denn sollte der Mangel bereits Schäden an den Nerven verursacht haben, so ist dies durch Vitamingaben kaum mehr zu beheben. Daher sollte man als Typ-2-Diabetiker, der Medikamente mit dem Wirkstoff Metformin zu sich nimmt, auch frühzeitig und regelmäßig seinen Vitamin-B_{12}-Status durch einen Blutbefund beim Arzt bestimmen lassen und gegebenenfalls durch Injektionen oder orale Verabreichung hoher Dosen versuchen, einen Mangel zu beheben.

Ebenfalls wird empfohlen, bei der Einnahme von Sulfonylharnstoffen begleitend **Coenzym Q10** (90–200 mg täglich) zuzuführen. Noch dazu, wenn man bedenkt, dass ausgerechnet in dem für Diabetiker so wichtigen Organ der Bauchspeicheldrüse der Coenzym-Q10-Spiegel mit fortschreitendem Alter am stärksten sinkt.

Mit **Vitamin D**, das die Produktion von Insulin fördert, kann man ebenfalls eine medikamentöse Diabetes-Therapie begleiten (1.000–4.000 I. E. täglich). Dieses Vitamin kann man jedoch auch präventiv einsetzen, denn man weiß aus Studien, dass ein Mangel an Vitamin D den Übergang von der Vorstufe einer Diabeteserkrankung (dem sogenannten Prädiabetes) zum eigentlichen Typ-2-Diabetes beschleunigen kann.

Generell kann man mit verschiedenen Mikronährstoffen die Situation von Diabetikern bedeutend verbessern. So weiß man, dass ein großer Teil der Betroffenen einen zu geringen Magnesiumstatus aufweist. **Magnesium** geht im Zuge der für diese Krankheit so typischen verstärkten Urinausscheidung mit verloren. Ein Magnesiummangel kann aber die Situation eines Diabetikers negativ beeinflussen, weil dadurch der Blutzucker schlechter verwertet, die oben erwähnte Insulinresistenz gefördert und Zucker schlechter verwertet wird. Ein Teufelskreis durch einen Magnesiummangel sozusagen! Er kann außerdem – so wie ein verminderter Vitamin-D-Status – den Übergang von der Vorstufe des Diabetes zum ausgeprägten Typ 2 beschleunigen. Was natürlich auch die Entwicklung der Folgeschäden wie Herzinfarkt oder die Schädigung der Augen fördert. Magnesium kann in höheren Dosierungen abführend wirken, daher empfiehlt es sich, die Aufnahme über den Tag zu verteilen.

Expertentipp:

Chrom zuführen! Chrom ist ein Spurenelement, das fast ausschließlich bei Diabetes mellitus zum therapeutischen Einsatz kommt. Denn Chrom wird von Diabetikern vermehrt mit dem Urin ausgeschieden, Diabetiker verlieren zum Teil 100 Prozent mehr Chrom als Gesunde. Daher sollten sie täglich 200 bis 1.000 Mikrogramm Chrom zuführen. Das reduziert den Nüchtern-Glucose-Spiegel und die Insulinresistenz deutlich, der HbA1c-Wert und die Insulinkonzentration werden gesenkt. Auch die Triglycerid- und Cholesterinspiegel der Diabetiker werden verbessert. Außerdem wird die blutzuckersenkende Wirkung der Antidiabetika und des Insulins verstärkt, die medikamentöse Therapie also optimiert.

Antidiabetika	
Wirkung	senken den Blutzuckerspiegel
Nebenwirkung	führen zu einem verstärkten Abbau der Vitamine B_{12}, D und des Vitaminoids Coenzym Q10
Beschwerden	Gedächtnis- und Konzentrationsstörungen, Schwäche, Schwindel, Schlafstörungen und depressive Verstimmungen, Muskelschwäche, Infektanfälligkeit
Gegenwirkung	gezielte Zufuhr der Vitamine B_{12}, D, Coenzym Q10 und Magnesium

Tab. 8: Antidiabetika

9. Blutdrucksenker (Antihypertonika)

Blutdrucksenkende Medikamente sind wichtige und effektive Waffen gegen die Volkskrankheit Bluthochdruck (Hypertonie). In Österreich werden fast 13 Millionen Packungen pro Jahr verordnet. Einige Mittel können allerdings den Mikronährstoffhaushalt durcheinanderbringen. Andererseits können Mikronährstoffe die medikamentöse Blutdrucktherapie sinnvoll ergänzen.

Man schätzt, dass in Österreich jeder vierte Mensch unter einem zu hohen Blutdruck leidet. Wobei das Wörtchen „leiden" nicht wirklich zutreffend ist. Denn ein zu hoher Blutdruck, der in der Fachsprache Hypertonie genannt wird, macht kaum Beschwerden. Rund die Hälfte der Betroffenen weiß nichts von ihrem Bluthochdruck, weil sie kaum Symptome verspüren – was die Krankheit auch so tückisch macht, gilt sie doch als ein Hauptrisikofaktor für Herz-Kreislauf-Erkrankungen. Das Risiko steigt mit dem Alter, jeder zweite Österreicher über 60 weist zu hohe Werte auf.

Nun, von Hypertonie spricht man, wenn die Blutdruckwerte eines erwachsenen Menschen über 140/90 mmHg liegen. Denn man weiß, dass ab diesem Wert das Risiko für Herz-Kreislauf-Erkrankungen drastisch ansteigt. Diese Werte gelten, wenn sie beim Arzt gemessen werden. Misst man in entspannter Atmosphäre zu Hause, sollten 135/85 mmHg nicht überschritten werden. Warum dieser Unterschied? Weil man in der Ordination gewöhnlich etwas nervöser ist als im gewohnten Umfeld zu Hause und das bewirkt eine Erhöhung des Blutdrucks. Ebenfalls wichtig für jene, die ihren Blutdruck selbst zu Hause messen: Man sollte dies drei Mal täglich tun, zehn Tage hindurch. Wenn von den 30 gemessenen Werten mindestens sieben zu hoch sind, ist die Diagnose Bluthochdruck sehr wahrscheinlich.

Die Werte

Der Druck des Blutes in den Gefäßen wird in Millimeter Quecksilbersäule (mmHg) angegeben, wobei der obere Wert als systolischer, der untere Wert als diastolischer Blutdruckwert bezeichnet wird. Der systolische Wert gibt jenen Druck an, der sich ergibt, wenn sich der Herzmuskel zusammenzieht. Der diastolische Wert, wenn sich das Herz entspannt und der Druck absinkt.

90 Prozent der Patienten mit Bluthochdruck haben eine sogenannte primäre Hypertonie. Das heißt, man kennt die Ursachen der Erkrankung nicht. Lediglich zehn Prozent der Betroffenen weisen eine sekundäre Hypertonie auf, sie ist die Folge einer anderen Erkrankung – etwa der Nieren oder der Schilddrüse. Auch der Lebensstil kann den Blut-

druck in die Höhe treiben: Übergewicht, Bewegungsmangel, Stress, Rauchen, zu salzreiche Ernährung zählen zu den Hauptübeltätern. So weiß man, dass eine Gewichtsreduktion von fünf bis zehn Kilogramm den Blutdruck um etwa 10 mmHg senken kann.

Sehr differenziert teilt die Weltgesundheitsorganisation (WHO) die Blutdruckwerte ein:

Bewertung	Systolisch (mmHg)	Diastolisch (mmHg)
Optimal	< 120	< 80
Normal	< 130	< 85
Hochnormal	130–139	85–89
Hypertonie Grad 1	140–159	90–99
Hypertonie Grad 2	160–179	100–109
Hypertonie Grad 3	> 180	> 110

Tab. 9: Blutdruckwerte laut WHO

Was macht hohen Blutdruck gefährlich?

Die Hypertonie ist für etwa die Hälfte der Herzinfarkte und für zwei Drittel der Schlaganfälle in Österreich verantwortlich. Und das – wir haben es bereits erwähnt – ohne markante Beschwerden zu machen. Keine Beschwerden bedeutet jedoch, dass Bluthochdruck häufig über Jahre unentdeckt und unbehandelt bleibt.

Zu hoher Druck verengt die Gefäße. Ihre Wände verlieren durch den hohen Druck an Elastizität und werden steifer. Umgekehrt wird das Herz allmählich schwächer. Es pumpt sozusagen das Blut gegen einen immer größeren Widerstand durch die Gefäße, wird dadurch ebenfalls steifer, verliert an Elastizität. Was zur Folge hat, dass es weniger pumpen kann. Ein geschwächtes Herz muss also gegen einen immer höheren Widerstand in den Gefäßen anpumpen. Das aber schwächt auf Dauer das Herz immer mehr – eine Herzschwäche, die sogenannte Herzinsuffizienz – kann entstehen, neben Herzinfarkt und Schlaganfall eine weitere ernste und lebensbedrohende Erkrankung.

Daher ist es so wichtig, einen zu hohen Blutdruck rechtzeitig zu entdecken und zu behandeln, was mit verschiedenen Medikamenten sehr effektiv möglich ist. Die wichtigsten sind: ACE-Hemmer, Betablocker, Diuretika und Calcium-Antagonisten. Häufig werden sie in der Therapie kombiniert.

9.1 Die Wirkung

ACE-Hemmer

ACE steht für Angiotensin-Converting-Enzyme. Dieses Enzym wandelt in den Nieren ein Hormon namens Angiotensin 1 in Angiotensin 2 um. Dieses „neue" Hormon Angiotensin 2 zieht die Gefäße zusammen und erhöht den Blutdruck. Dieser Vorgang findet deswegen statt, weil im Nierensystem ein zu niedriger Druck herrscht, um die Entgiftungs- und Filterarbeit effektiv leisten zu können. Die Niere erhöht sozusagen den Druck in Eigenregie, was allerdings Auswirkungen auf den gesamten Organismus hat, in dem nun ebenfalls ein erhöhter Blutdruck herrscht. Ein sogenannter ACE-Hemmer unterbindet bzw. „hemmt" nun die Produktion dieses den Blutdruck erhöhenden Hormons Angiotensin 2.

ACE-Hemmer sind sehr wirkungsvolle Medikamente, sie senken überaus effektiv den erhöhten Druck und den dadurch entstandenen Widerstand in der Peripherie des Herz-Kreislauf-Systems. Durch die Erweiterung der Gefäße kann das Herz besser pumpen.

Calcium-Antagonisten

Sie verhindern, dass zu viele Calcium-Ionen in das Innere der Muskelzellen einströmen können. Dadurch werden die Schlagkraft und die Schlagfrequenz des Herzmuskels reduziert, das Herz wird entlastet. Der Blutdruck sinkt, weil die Gefäße weit gestellt werden. Als einziges Medikament kommen sie eher selten zum Einsatz, sehr wohl aber in Kombination mit den anderen genannten Blutdrucksenkern, wenn deren alleiniger Einsatz nicht effektiv genug ist.

Betablocker

ACE-Hemmer „hemmen" wie erwähnt die Wirkungen eines bestimmten Enzyms. Betablocker wiederum unterbinden („blockieren") die Wirkung von Stresshormonen wie Adrenalin und Noradrenalin. Diese Stresshormone docken an den Betarezeptoren des Herzens, der Blutgefäßwände, der Muskulatur usw. an und entfalten dort ihre aktivierende Wirkung. So erhöhen sie zum Beispiel den Herzschlag, verengen die Blutgefäße und steigern den Blutdruck. Betablocker verhindern nun, dass die Stresshormone an den Rezeptoren der Zellen andocken und diese Wirkungen entfalten können. Betablocker erweitern die Blutgefäße und ökonomisieren die Herzfunktion.

Diuretika

Diuretika sind harntreibende Medikamente, sie fördern die Ausscheidung von Wasser und Salz. Salz bindet ja Wasser im Gewebe, die Menge an Blutflüssigkeit steigt, was zu einem Anstieg des Blutdrucks führt. Weil diese Medikamente aber nicht nur gegen Bluthochdruck zum Einsatz kommen, wird ihnen ein eigenes Kapitel gewidmet.

9.2 Die Nebenwirkungen

Die erwünschte Wirkung der genannten Medikamente – nämlich die effektive Senkung des Blutdrucks – kann sich für viele Hypertoniker zunächst einmal als unangenehm herausstellen. Besonders wenn sie sich jahrelang an ihren erhöhten Blutdruck gewöhnt haben. Dann können die normalen Werte, die sich durch eine erfolgreiche Therapie ergeben, mit einigen Begleiterscheinungen versehen sein. Die Betroffenen berichten von Antriebslosigkeit, Müdigkeit, Schwindelgefühlen und dergleichen. Daher ist zu Beginn der Therapie von den Patienten ein gewisses Durchhaltevermögen erforderlich, bis man sich an die neue – die „gesunde" – Situation gewöhnt hat.

Darüber hinaus weiß man von den **Betablockern**, dass sich Asthma und Schuppenflechte durch diese Medikamente verschlechtern können. Männer berichten auch von Potenzstörungen. Diese können aber eventuell auf ein durch den zu hohen Blutdruck geschwächtes Herz zurückgeführt werden, sind also dann eine Folge der Erkrankung und nicht des Medikamentes.

Was die harntreibenden **Diuretika** betrifft, so schwemmen sie nicht nur Wasser und Salz aus dem Körper, sondern auch wichtige Mineralstoffe wie etwa das Kalium, das für Herz, Nerven und Muskeln gleichermaßen unverzichtbar ist. Ein Mangel kann sich nicht nur in Müdigkeit, Konzentrationsschwäche und Muskelschmerzen äußern, er kann sogar zu Herzrhythmusstörungen führen.

Durch die harntreibende Wirkung der Diuretika, aber auch durch Anwendung von **ACE-Hemmern** kann es zu einem Magnesiumverlust kommen. Magnesium ist ja das Herzmineral schlechthin, es ökonomisiert den Sauerstoffverbrauch des Herzens, wirkt Herzrhythmusstörungen entgegen. Darüber hinaus hemmt es die Freisetzung der Stresshormone und schützt dadurch indirekt auch das Herz. Nervosität und Schlafstörungen sowie eine geringe Stresstoleranz können ebenfalls Ausdruck eines Magnesiummangels sein. Auch das Entstehen eines Bluthochdrucks ist durch einen Mangel möglich. Hypertoniker weisen nämlich nicht selten einen niedrigen Magnesiumspiegel auf.

Husten oder Schwellungen im Gesichts- und Mundbereich werden wiederum bei der Therapie mit ACE-Hemmern als Nebenwirkungen beobachtet. Weniger bekannt ist, dass die Therapie mit diesen Medikamenten auch zu einer verstärkten Ausscheidung von Zink führt. Das Spurenelement ist für die Abwehrkraft des Organismus von großer Bedeutung, ebenfalls für die Wachstums- und Sexualhormone (so soll Casanovas Potenz mit seinem regelmäßigen Verzehr von Austern zusammenhängen, die ja sehr viel Zink enthalten). Außerdem ist Zink an der Aktivierung des Hormons Insulin maßgeblich beteiligt. Ein Mangel beeinträchtigt daher den Kohlehydratstoffwechsel, was vor allem Diabetiker, die ACE-Hemmer zur Senkung des Blutdrucks einnehmen, beachten sollten.

9.3 Die Gegenwirkung

Der durch die Blutdrucksenker beeinträchtigte Haushalt an Mikronährstoffen wie Zink, Magnesium und Kalium lässt sich am leichtesten durch eine gezielte Supplementierung ausgleichen. So empfiehlt der deutsche Apotheker und Fachbuchautor Uwe Gröber Patienten mit Bluthochdruck, regelmäßig Magnesium einzunehmen – mit einer Tagesdosis von 600 mg, verteilt auf drei Einnahmen zu je 200 mg. Das könne sogar den Bedarf an blutdrucksenkenden Medikamenten verringern. Studien hätten nämlich ergeben, dass bei dieser Tagesdosis an Magnesium der obere Blutdruckwert (der systolische Wert) um 4,3 mmHg, der untere (diastolische) Wert um 2,3 mmHg sinkt. Die Zufuhr von Mikronährstoffen gleicht also nicht nur einen Mangel aus, sie führt auch zu einer Verbesserung der Therapie.

Darum empfiehlt Gröber auch die Zufuhr der Vitamine D und C, des Vitaminoids Coenzym Q10 sowie der Aminosäure L-Arginin.

Was das **Vitamin D** betrifft, so sei vor allem auf zwei die Therapie verbessernde Eigenschaften hingewiesen:

- Es verringert die Synthese des Hormons Renin, das die Gefäße verengt und den Blutdruck erhöht.
- Es hält das Parathormon (PTH) in Schach. Ein erhöhter Parathormonspiegel fördert die Verkalkung der Gefäße und hebt ebenfalls den Blutdruck an.

Das Vitaminoid **Coenzym Q10** wiederum kann den systolischen Blutdruck-Wert um elf bis 17 Einheiten senken, den diastolischen um sieben bis zehn Einheiten. Q10 ist für den Energiestoffwechsel elementar. Es wird überall dort im Körper benötigt, wo eine große Energiedichte herrscht, also besonders im Herzmuskel oder in der Leber. Ein Mangel an Q10 kann eine bestehende Herzerkrankung verschlimmern. Daher wird Bluthochdruckpatienten empfohlen, täglich ca. 200 mg Coenzym Q10 zu sich zu nehmen. Was vor allem für ältere Patienten wichtig ist, denn mit zunehmendem Alter ist der Organismus immer weniger in der Lage, das Vitaminoid selbst herzustellen.

Vitamin C ist nicht nur für ein intaktes Immunsystem wichtig, es gilt auch als effektiver Radikalfänger. Freie Radikale werden verdächtigt, auch an der Entstehung von Herz-Kreislauf-Erkrankungen mitbeteiligt zu sein. Vitamin C hält die Gefäßwände gesund, indem es die Anlagerung von Thrombozyten am Endothel, das ist eine Schicht im Inneren der Blutgefäße, verhindert. Umgekehrt geht ein Vitamin-C-Mangel häufig mit einem Blutdruckanstieg einher.

Die Aminosäure **L-Arginin** ist der Vorläufer von Stickstoffmonoxid (NO) und für die Regulation des Blutdrucks, für die Weitstellung der Blutgefäße und somit für die Durchblutung wichtig. Eine Aufgabe, die vor allem bei ausreichender Versorgung mit Vitamin C wahrgenommen werden kann. Es wirkt der Gefäßverkalkung entgegen und kann sowohl den systolischen als auch den diastolischen Blutdruckwert um einige Einheiten senken. Dazu sollte L-Arginin allerdings täglich mit 3 x 2 Gramm zugeführt werden.

Blutdrucksenker (Antihypertonika)	
Wirkung	erhöhter Blutdruck wird wirkungsvoll gesenkt
Nebenwirkung	möglicher Mangel an Mikronährstoffen wie Kalium, Magnesium, Zink
Beschwerden	Müdigkeit, Nervosität, Schlafstörungen, Herzrhythmusstörungen
Gegenwirkung	Therapiebegleitung durch gezielte Zufuhr dieser Mikronährstoffe. Drüber hinaus Therapieverbesserung durch Supplementierung mit den Vitaminen C und D, dem Vitaminoid Coenzym Q10 sowie der Aminosäure L-Arginin

Tab. 10: Blutdrucksenker

10. Cholesterinsenker (Statine)

Statine sind sehr effektive Medikamente zur Senkung eines zu hohen Cholesterinspiegels und zählen zu den am häufigsten verschriebenen Medikamenten. Allerdings haben sie auch beträchtliche Nebenwirkungen wie Muskelschmerzen, Schwäche und Müdigkeit.

Cholesterin wird zumeist in einem Atemzug mit Herz-Kreislauf-Erkrankungen genannt, der Todesursache Nummer eins in den Industrieländern. Denn ein zu hoher Cholesterinspiegel zählt neben dem Bluthochdruck, dem Übergewicht bzw. der Fettleibigkeit und Diabetes mellitus zu den Hauptrisikofaktoren dieser Krankheitsgruppe. Treffen all diese Risikofaktoren zusammen, spricht man von einem Metabolischen Syndrom. Durch mehrere zu hohe Werte wird das Risiko nicht nur erhöht, sondern es vervielfacht bzw. potenziert sich drastisch. Kann man aber einen dieser Faktoren erfolgreich senken – etwa den Cholesterinspiegel – so verringert sich auch das Risiko deutlich, eine Herz-Kreislauf-Erkrankung zu bekommen. Und dabei spielen die Statine eine wesentliche Rolle.

Echt fett!

Cholesterin gehört zusammen mit den Triglyceriden zu den Blutfetten oder Lipiden. Es ist lebenswichtig für unsere Zellmembrane und wird zu einem großen Teil vom Körper selbst gebildet, zum Teil aber auch mit der Nahrung zugeführt. Ist allerdings die Konzentration des Cholesterins im Blut zu hoch, kann es Schaden anrichten. Ein zu hoher Cholesterinspiegel kann nämlich zu einer Verkalkung der Gefäße führen, zur sogenannten Arteriosklerose. Und die wiederum ist hauptverantwortlich für schwere und lebensbedrohliche Erkrankungen wie Herzinfarkt und Schlaganfall.

Das Blutfett senken

Daher ist es wichtig, hohe Cholesterinwerte zu senken, was in vielen Fällen eine lebensrettende Maßnahme darstellt. Ob die Werte zu hoch sind, kann man durch ein einfaches Blutbild überprüfen lassen, was etwa bei einer normalen Vorsorgeuntersuchung automatisch durchgeführt wird. Aus zahlreichen Studien weiß man, ab welcher Konzentration das Cholesterin im Blut gefährlich werden kann. Dabei werden mehrere Werte unterschieden:

- Der LDL-Wert (Abkürzung von low density lipoproteins, auch als „böses" Cholesterin bekannt, weil hohe LDL-Konzentrationen zu Gefäßverkalkungen führen können).

- Der HDL-Wert (von high density lipoproteins, auch als „gutes" Cholesterin bekannt, weil hohe HDL-Konzentrationen die Gefäße schützen).
- Das Gesamtcholesterin, das ist die Summe aus LDL und HDL.

Der Wert für das Gesamtcholesterin sollte bei Gesunden idealerweise unter 200 mg/dl liegen. Der LDL-Wert sollte dabei unter 160 mg/dl sein, das HDL über 40 mg/dl. Diese Zielwerte gelten für gesunde Menschen ohne Risiko. Menschen mit einem hohen Risiko, etwa Patienten mit Diabetes oder koronarer Herzkrankheit, sollten weit geringere Werte aufweisen: zum Beispiel einen LDL-Wert unter 100, der Wert für das Gesamtcholesterin sollte unter 130 liegen.

Was erhöht, was erniedrigt den Cholesterinspiegel?

Zu hohe Cholesterinwerte sind zum Teil eine Folge der Veranlagung. Aber auch zu fettreiche Ernährung sowie bestimmte Krankheiten (Schilddrüsenunterfunktion, Diabetes, Alkoholsucht) oder Medikamente können die Werte nach oben treiben. Erhöhte Werte verursachen keinerlei Beschwerden, sie können erst im Zuge einer Blutuntersuchung entdeckt werden.

Im Grunde gibt es zwei Möglichkeiten, einen erhöhten Cholesterinspiegel zu senken:

- Durch eine Veränderung des Lebensstils, also richtige Ernährung (leichte Kost mit wenig tierischen Fetten, wenig Alkohol, mehr Ballaststoffe etc.), viel Bewegung. Mit solchen Maßnahmen kann man den Cholesterinspiegel um zehn bis 15 Prozent senken.
- Durch Medikamente wie den Statinen; mit der medikamentösen Therapie ist eine Senkung des Gesamtcholesterins um 45 Prozent möglich, das LDL-Cholesterin kann bis zu 55 Prozent gesenkt werden, wodurch natürlich auch das Risiko, eine Herz-Kreislauf-Erkrankung zu bekommen, deutlich sinkt.

Aufgrund der effektiven medikamentösen Cholesterinsenkung erfreuen sich die Statine großer Beliebtheit. Sie werden auch CSE-Hemmer (Cholesterin-Synthese-Enzym-Hemmer) genannt und weltweit etwa 100 Millionen Mal pro Jahr verschrieben. In Österreich sind es jährlich 5,8 Millionen Packungen, womit diese Medikamentengruppe an vierter Stelle im Arzneimittelverbrauch rangiert.

10.1 Die Wirkung

Statine wie zum Beispiel die Wirkstoffe Simvastatin, Fluvastatin oder Pravastatin sind Lipidsenker. Unter ihrer Wirkung wird vom Organismus weniger Cholesterin gebildet als ohne Medikament. Sie werden verordnet, um einen erhöhten Wert des Gesamtcholesterins sowie den Wert des „bösen" LDL-Cholesterins zu senken. Was auch gelingen kann, vor allem wenn man zusätzlich auch den Lebensstil verbessert. Für eine nachhaltige Cholesterinsenkung müssen die Medikamente dauerhaft eingenommen werden.

10.2 Die Nebenwirkungen

Etwa zehn Prozent der Patienten, die Statine einnehmen, leiden unter Muskelschmerzen bzw. einer Muskelschwäche, sind müde und abgeschlagen. Der Grund: Statine senken nicht nur das Cholesterin, sondern sie bewirken, dass die Versorgung des Körpers mit der Substanz Coenzym Q10 nicht mehr ausreichend gewährleistet ist. Statine sind nämlich Coenzym-Q10-Räuber. Das Coenzym ist eine wesentliche Quelle für die Energiegewinnung im Körper. Eigentlich wird es den Vitaminoiden zugerechnet, es ist also kein Vitamin, aber einem Vitamin ähnlich. Vitamine kann der Körper nicht selbst herstellen, man muss sie deshalb von außen mit der Nahrung zuführen (etwa Vitamin C mit frischem Obst und Gemüse). Das Coenzym Q10 kann jedoch vom Organismus selbst produziert werden, wenn auch in zunehmendem Alter mit immer geringerem Erfolg. Es ist außerdem in Sardinen, Rind- und Schweinefleisch, Pflanzenölen sowie in Brokkoli enthalten.

Weitere Folgen eines von Statinen verursachten Coenzym-Q10-Mangels: In den Mitochondrien, das sind die Kraftwerke in den Zellen, verwandelt das Coenzym Q10 Nahrungsenergie in Zellenergie um. Weil das Herz, die Leber und auch die Lunge zu jenen Organen gehören, die besonders viel Energie benötigen, beeinträchtigt ein Mangel an Coenzym Q10 auch die Arbeit dieser Organe. So kann etwa eine bestehende Herzkrankheit durch einen Coenzym-Q10-Mangel verschlimmert werden. Darüber hinaus ist das Coenzym zusammen mit Vitamin E und Selen ein wichtiger Radikalfänger.

Warum aber führen Cholesterinsenker wie Statine zu einem Coenzym-Q10-Mangel? Weil Cholesterin und das Coenzym aus gemeinsamen Vorstufen gebildet werden (Abb. 1). Wird also die körpereigene Cholesterinbildung durch die Medikamente unterbunden, sinkt auch der Q10-Spiegel. Man muss sich das vorstellen wie bei einem Baum, der zwei mächtige Äste aufweist: einen Ast mit Cholesterin, der andere enthält Q10. Sägt man nun am Stamm darunter, leiden beide Äste gleichermaßen.

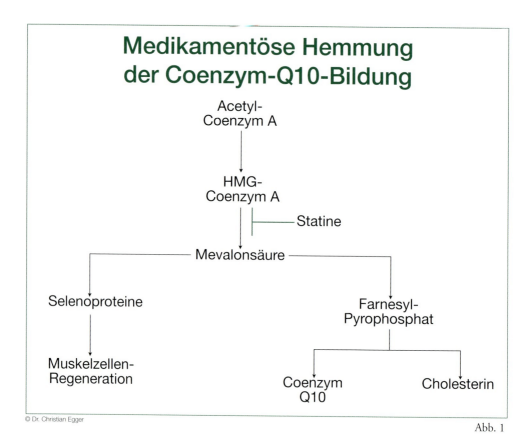

Abb. 1

Außerdem ist das „böse" LDL-Cholesterin so etwas wie ein Transportmedium für das Coenzym im Blut. Eine medikamentöse Senkung des LDL führt also auch zu einer schlechteren Q10-Versorgung im Körper.

Für ältere Menschen kann sich dies fatal auswirken. Denn die körpereigene Bildung von Coenzym Q10 nimmt mit fortschreitendem Alter zum Teil deutlich ab. Ältere Menschen sind es aber auch, die besonders häufig Statine verschrieben bekommen, um das Risiko, eine Herz-Kreislauf-Erkrankung zu bekommen, zu senken. Der biologisch verminderte Coenzym-Status wird also durch die Medikamente noch weiter reduziert. Ein Teufelskreis!

10.3 Die Gegenwirkung

Einen Mangel an Coenzym Q10 kann man ganz einfach durch eine orale Zufuhr des Coenzyms ergänzend zur Nahrung ausgleichen. Denn die Zufuhr über die vorhin genannten Lebensmittel allein reicht nicht aus, um den Bedarf zu decken. Studien zeigen, dass es bei Patienten, die Statine einnehmen und gleichzeitig auch das Coenzym Q10 zu sich nehmen (Nahrungsergänzungsmittel mit 100 bis 300 Milligramm pro Tag), zu einer deutlichen Senkung der Muskelschmerzen kommt. Vor allem Herzpatienten, die ihren Cholesterinspiegel dauerhaft mit Statinen im Lot halten, sollten das Coenzym regelmäßig begleitend einnehmen, um das Herz mit der nötigen Power zu versorgen.

Die ausgleichende Gegenwirkung von Q10 kann eventuell noch durch das Spurenelement Selen optimiert werden. In einer im Jahr 2013 mit 60 Patienten durchgeführten Studie sollte gezeigt werden, ob eine Kombination von 200 mg Coenzym Q10 mit 200 µg Selen eine stärkere Schmerzreduktion bewirkt als eine alleinige Gabe des Coenzyms Q10. In beiden Fällen kam es zu einem Anstieg der Coenzym-Q10-Serumspiegel und zu einer Reduktion des Schmerzempfindens. Der Anstieg des Coenzym-Q10-Serumspiegels war in der Kombinationsgruppe (CoQ10 und Selen) deutlich erhöht, jedoch hatte die Kombination auf die individuellen Schmerzparameter keinerlei Auswirkung. Weitere Untersuchungen sind hier noch notwendig.

Auch das Vitamin D ist zu erwähnen, wenn es um günstige Einflüsse auf die Blutfette geht. Das Vitamin D_3 spielt eine entscheidende Rolle, um kardiovaskuläre Risikofaktoren einzudämmen. Vor allem bei einem Serumspiegel von mehr als 30 nmol/l zeigt sich eine Verstärkung und Erweiterung des herzschützenden Wirkprofils der Statine. So wurde bei 63 Patienten mit akutem Herzinfarkt die Wirkung eines Cholesterinsenkers aus der Wirkstoffgruppe Atorvastatin in Bezug auf den Vitamin-D-Status untersucht. Besonderes Augenmerk legte man auf die Reduktion des Gesamtcholesterins und des Triglyceridspiegels – mit dem Ergebnis, dass günstige Veränderungen dieser Werte nur in der Gruppe der Patienten gezeigt werden konnten, die einen Vitamin-D_3-Serumspiegel über 30 nmol/l hatten.

Zusammenfassend kann man festhalten, dass man während einer Statineinnahme die Serumspiegel, insbesondere die von Coenzym Q10, Selen und Vitamin D_3 beobachten sollte. Eine sinnvolle Kombination der schulmedizinischen Therapie und einer Begleitung mit Mikronährstoffen sollte auf jeden Fall angedacht werden.

Expertentipp:

Es gibt eine Form des Coenzyms, das noch mehr Power aufweist als das „normale" Q10: das Ubiquinol. Im Vergleich mit normalem Coenzym Q10 weist die aktivierte Form des Coenzyms eine mehrfach bessere Bioverfügbarkeit auf. Denn das ursprüngliche Coenzym Q10 muss zuerst in Ubiquinol umgewandelt werden, damit es dem Körper zur Verfügung steht. Natürliches Ubiquinol kann direkt verwertet werden und kann dabei auch geringer dosiert werden. Vor allem in Verbindung mit Leinöl kann die Aufnahme im Körper deutlich verbessert werden.

Cholesterinsenker (Statine)	
Wirkung	hemmen die köpereigene Cholesterinbildung; der Cholesterinspiegel (vor allem das LDL) wird deutlich gesenkt
Nebenwirkung	mit dem Cholesterinspiegel wird auch die Konzentration des wichtigen Energiebausteins Coenzym Q10 gesenkt
Beschwerden	Muskelschmerzen, Muskelschwäche, Abgeschlagenheit
Gegenwirkung	begleitende Einnahme von Coenzym Q10, am besten in der „aktivierten" Form Ubiquinol

Tab. 11: Cholesterinsenker

11. Diuretika (harntreibende Medikamente)

Diuretika – auch als „Wassertabletten" bekannt – entwässern den Körper über die Niere. Dabei wird nicht nur Wasser ausgeschwemmt, sondern auch Mikronährstoffe, was zu einem spürbaren Mangel führen kann.

Der Name dieser Medikamentengruppe leitet sich vom griechischen „di-uretikos" ab, was so viel heißt wie „den Urin befördernd". Tatsächlich kommt den verschiedenen Diuretika-Substanzen eine mehr oder weniger starke harntreibende und ausschwemmende Wirkung zu. Sie ist in der Behandlung von Bluthochdruck, Herzschwäche, Ödemen, Nierenschwäche und Leberzirrhose mit Wassereinlagerungen, aber auch bei Vergiftungen erwünscht.

Diuretika sind auch im Spitzensport begehrt und stehen auf der Dopingliste. Sie werden von Athleten unerlaubterweise genommen, weil man durch den Wasserverlust auch eine Abnahme des Körpergewichts erzielen kann. Das ist vor allem in Sportarten von Bedeutung, in denen es Gewichtsklassen gibt – zum Beispiel im Judo oder Ringen. Dort darf ein Athlet ein bestimmtes Gewicht nicht überschreiten, sonst ist er nicht berechtigt, am Wettkampf teilzunehmen. Starke Diuretika können in kürzester Zeit einen Gewichtsverlust von bis zu drei Kilogramm herbeiführen und eine Teilnahme ermöglichen.

Entwässernde, also diuretisch wirksame Inhaltsstoffe, enthalten auch verschiedene Heilpflanzen. Am bekanntesten sind hierzulande Brennnessel, Birkenblätter und Löwenzahn, die besonders im Frühjahr bzw. in der Fastenzeit in „Entschlackungstees" Verwendung finden. Aber auch der Ackerschachtelhalm und die Goldrute werden wegen dieser Eigenschaften als Tee getrunken. Die Wirkung dieser Heilpflanzen ist allerdings deutlich milder als jene der synthetischen Diuretika.

Im Wesentlichen werden drei Gruppen von Diuretika unterschieden: die Schleifendiuretika, die Thiaziddiuretika und die kaliumsparenden Diuretika. Sie unterscheiden sich vornehmlich in der Wirkweise.

11.1 Die Wirkung

Schleifendiuretika haben ihren Namen von einem speziellen Ort im Nierensystem, an dem sie ihre Wirkung entfalten. Gemeint ist die sogenannte Henle-Schleife, in der bis zu 25 Prozent des ausgeschiedenen Natriums aus dem Harn wieder ins Blut aufgenommen werden. Die Schleifendiuretika verhindern dies. Das Natrium bleibt im Harn, die höhere Salzkonzentration führt durch den Vorgang der Osmose zu einer vermehrten Wasserausscheidung. Auch unnötige Wasseransammlungen im Körper werden durch diese Medikamente ausgeschwemmt. Daher sind die Schleifendiuretika probate Mittel zur Behandlung von Ödemen, etwa einem Lungenödem, oder zur Behandlung von Herzinsuffizienz, bei der es auch zu Wasseransammlungen in der Lunge oder an den Beinen kommen kann. Schleifendiuretika wirken schnell und können große Mengen an Wasser ausscheiden.

Auch die **Thiaziddiuretika** verhindern die Wiederaufnahme von Natrium in den Körper. Sie tun dies aber nicht so rasch wie die Schleifendiuretika, sie wirken langsamer. Außerdem wird durch die Thiaziddiuretika nicht so viel Wasser ausgeschwemmt. Sie kommen vornehmlich zur Behandlung von Bluthochdruck zum Einsatz, häufig in Kombination mit Betablockern oder ACE-Hemmern. Für die Blutdruckregulierung von Bedeutung ist hier der Wirkmechanismus, dass weniger Wasser das Blutvolumen verringert, wodurch der Druck in den Gefäßen sinkt.

Die **kaliumsparenden Diuretika** wiederum führen zu einer vermehrten Ausscheidung von Natrium, die Ausschwemmung von Kalium jedoch wird vermindert. Diese Mittel wirken nur schwach harntreibend, sie werden wegen der kaliumzurückhaltenden Wirkung häufig mit anderen Medikamenten wie ACE-Hemmern verschrieben. Doch **Vorsicht**: Ihre „sparende" Wirkung kann bei gleichzeitiger Einnahme von Kaliumpräparaten zu einem Kaliumüberschuss führen. Daher sollte man bei deren Anwendung die Kaliumspiegel genau im Auge behalten.

Warum entwässern?

Es gibt Krankheiten, die zu einer verstärkten Einlagerung von Flüssigkeit im Körper, ja zu einem regelrechten Stau führen können. Man denke an die Herzinsuffizienz oder an Ödeme. So kann sich etwa bei einer bestimmten Form der Herzschwäche, der Rechtsherzinsuffizienz, das Blut, das aus der Peripherie zum Herzen zurückfließt, vor dem rechten Vorhof stauen. Der Kreislauf gerät sozusagen ins Stocken. Der Grund des Staus: Die Funktion der rechten Herzhälfte ist beeinträchtigt, das Blut kann nicht in entsprechender Weise in die linke Herzhälfte weitertransportiert werden, um von dort wiederum in die Peripherie ausgeworfen zu werden. Die Folge: ein Rückstau, der bis in die Beinvenen reichen kann. Man sieht dies an geschwollenen Unterschenkeln oder Knöcheln. Diese treten immer beidseitig auf, wenn es sich um eine Herzschwäche handelt. Ist nur eine Seite geschwollen, handelt es sich wahrscheinlich um eine Thrombose. Jedenfalls können Diuretika bei Herzschwäche eine effektive Entstauung bewirken.

Oder betrachten wir Ödeme (das ist eine Schwellung des Gewebes mit Einlagerung von Flüssigkeit): Sie sind zumeist die Folge einer anderen Erkrankung, wie etwa einer Niereninsuffizienz oder einer Leberzirrhose (in diesem Fall befinden sich die Wassereinlagerungen im Bauch). Oder es handelt sich um einen mangelhaften Abfluss von Gewebeflüssigkeit über die Lymphbahnen, etwa als Folge von Verletzungen oder Operationen. Dann spricht man von einem Lymphödem. Ödeme, vor allem wenn sie vom Herzen, den Nieren oder der Leber kommen, können mit Diuretika sehr effektiv ausgeschwemmt werden. Wobei – je nach erwünschter Wirkung – die verschiedenen Gruppen dieser Medikamente zur Anwendung kommen. Bei einem Lymphödem kommt übrigens vornehmlich die sogenannte manuelle Lymphdrainage – eine spezielle Massagetechnik – als Entstauungstherapie zur Anwendung.

Ausschwemmen bedeutet jedoch, dass nicht nur Flüssigkeit, sondern auch wichtige Bestandteile verloren gehen können.

11.2 Die Nebenwirkungen

Bei den **Schleifendiuretika** werden vor allem Magnesium, Kalium, Zink und das Vitamin B$_1$ verstärkt ausgeschieden.

Magnesium ist an zahlreichen Funktionen im Organismus beteiligt. Ein Mangel an diesem Mineral betrifft vor allem vier Bereiche: das Zentralnervensystem, das Herz-Kreislauf-System, den Gastrointestinal-Trakt und die Muskulatur. Müdigkeit, Nervosität, nächtliche Wadenkrämpfe, Appetitlosigkeit, Verstopfung oder Herzrhythmusstörungen können die Folge sein. Generell ist ein Verlust an Magnesium höher zu bewerten als ein Verlust an Kalium, da der erstere das zweite nach sich zieht.

Kalium und Magnesium interagieren auf mehreren Ebenen. So treten bei verschiedenen Erkrankungen Mangelerscheinungen beider Mikronährstoffe gemeinsam auf. Umgekehrt verbessert die Zufuhr von Magnesium auch die Kaliumverwertung. Ein Mangel an beiden Mikronährstoffen kann Herzrhythmusstörungen begünstigen. Kalium ist generell für die Aufrechterhaltung eines normalen Blutdrucks und für den Wasserhaushalt von enormer Bedeutung.

Zink stärkt das Immunsystem, fördert die Wundheilung und hat eine große Bedeutung für die männliche Reproduktionsfähigkeit. Ein Mangel macht anfälliger für Infekte, bewirkt brüchige Nägel und Haarausfall, auch Hyperaktivität und depressive Verstimmung können die Folge sein.

Vitamin B$_1$ trägt zu einer normalen Funktion des Herzens, des Energiestoffwechsels und des Nervensystems bei. Mögliche Symptome eines Mangels sind Reizbarkeit, Schlaflosigkeit, Appetit- und Gewichtsverlust, Schwäche und Müdigkeit.

Die Diuretika aus der Gruppe der **Thiazide** „rauben" neben den bereits erwähnten Mikronährstoffen Magnesium, Kalium und Zink auch die Vitamine Folsäure, B$_6$ und B$_{12}$.

Folsäure: Dieses Vitamin, das vor allem in grünen Pflanzen bzw. dunkelgrünem Blattgemüse enthalten ist, trägt zum Wachstum des mütterlichen Gewebes während der Schwangerschaft sowie zu einer normalen Blutbildung bei. Auch das Immunsystem profitiert von diesem Vitamin. Die Mangelerscheinungen sind eher unspezifisch: Antriebslosigkeit, Schwäche, depressive Stimmung. Eine ungenügende Folsäureversorgung geht mit einer erhöhten Bildung von Homocystein einher, was einen Risikofaktor für das Entstehen einer Arteriosklerose darstellt.

Vitamin B_6, das in Fleisch, Fisch, Vollkornprodukten und Hülsenfrüchten vorkommt, ist für den Nerven- und Energiestoffwechsel von Bedeutung und reguliert die Hormontätigkeit. Gesteigerte Erregbarkeit oder Schreckhaftigkeit können auf einen Mangel dieses Vitamins hinweisen.

Eine ähnliche Funktion hat auch das **Vitamin B_{12},** das in Fleisch, Fisch, Eiern und Milchprodukten enthalten ist. Es ist zum Beispiel wichtig für die Verringerung von Müdigkeit und Antriebsschwäche. Ein Mangel bewirkt ebenfalls ein Ansteigen des Homocysteinspiegels, was das Risiko für einen Schlaganfall erhöhen kann.

Folsäure und **Zink** gehen verstärkt durch den Einsatz von **kaliumsparenden Diuretika** verloren. Die genannten Folgen dieses Mangels gelten daher auch für diese Medikamente – mit dem Zusatz, dass ihr Einsatz auch zum bereits erwähnten Kaliumüberschuss führen kann, wenn gleichzeitig mit der Einnahme Kalium supplementiert wird.

11.3 Die Gegenwirkung

Wer regelmäßig Medikamente aus der Gruppe der Diuretika einnimmt, tut gut daran, die möglichen Verluste an Mikronährstoffen durch gezielte Supplementierung auszugleichen.

So wird bei Einnahme von Schleifendiuretika die Zufuhr von Vitamin B_1, Magnesium und Zink empfohlen.

Bei der Einnahme von Thiaziden sind es ebenfalls Magnesium und Zink, zusätzlich aber auch Folsäure (die sollte man allerdings immer mit der Einnahme von Vitamin B_6 und Vitamin B_{12} kombinieren).

Bei den kaliumsparenden Diuretika wird die Zufuhr von Zink und Folsäure empfohlen. Achtung: keine Selbstmedikation mit Kalium! Denn das erhöht die Gefahr eines Kaliumüberschusses.

Diuretika (harntreibende, ausschwemmende Medikamente)	
Wirkung	entwässert und entgiftet den Körper, senkt dadurch den Blutdruck
Nebenwirkung	auch wertvolle Mikronährstoffe gehen verloren
Beschwerden	Antriebslosigkeit, Müdigkeit, Reizbarkeit, Schlaflosigkeit, Herzrhythmusstörungen, erhöhte Infektanfälligkeit
Gegenwirkung	gezielte Zufuhr jener Mikronährstoffe, die ausgeschwemmt werden

Tab. 12: Diuretika

12. Glucocorticoide (Cortisonpräparate)

Glucocorticoide unterdrücken Entzündungsvorgänge. Sie können aber auch den Mikronährstoffhaushalt negativ beeinflussen und dadurch die Knochendichte verringern sowie die Entstehung chronischer Krankheiten begünstigen. Andererseits kann man durch gezielte Zufuhr von Mikronährstoffen die Therapie mit Glucocorticoiden verbessern.

Cortison ist sowohl ein körpereigenes Hormon als auch ein Medikament. Das Arzneimittel ist chemisch verwandt mit Cortisol, das in der Nebenniere (z. B. aus Cholesterin) gebildet und vorwiegend bei Stress ausgeschüttet wird. Es ist daher ein sogenanntes Stresshormon, das dazu beiträgt, dass bei Stress Energiereserven mobilisiert werden. Das Medikament Cortison konnte erstmals in den 1940er Jahren synthetisch gewonnen und therapeutisch eingesetzt werden.

12.1 Die Wirkung

Das Einsatzgebiet von Cortison ist unglaublich breit. Es reicht von der Behandlung von Rheuma- und Darmerkrankungen über die Therapie von Allergien, Asthma bis hin zur Behandlung von Hauterkrankungen oder Multipler Sklerose. Es gelangt überall dort zur Anwendung, wo Entzündungsvorgänge bekämpft werden. Denn Cortison ist ein hochwirksamer Entzündungshemmer. So wird es zum Beispiel in entzündete Gelenke injiziert, wodurch sich die Beweglichkeit von Rheumapatienten verbessert. Cortison wird aber auch in Tablettenform eingenommen, etwa bei Multipler Sklerose. Das wird als systemische Therapie bezeichnet, denn die Tablette wirkt sozusagen im gesamten Körper. Auch ein topischer (örtlicher) Einsatz ist möglich, in solchen Fällen wird Cortison zum Beispiel in Salbenform auf die Haut aufgetragen oder in die Nase gesprüht und wirkt nur lokal.

Cortison hemmt jedoch nicht nur Entzündungen, es unterdrückt auch allergische Reaktionen und kann Hirnödeme verkleinern. In hohen Dosen wird es auch bei akuten Notfällen eingesetzt, etwa bei einem lebensgefährlichen Schockzustand nach einem Bienenstich bei einem auf Bienengift allergischen Patienten.

Die innerliche Anwendung will genau überlegt sein. So wird die Tagesdosis des Medikaments in der Früh verabreicht, weil auch die Ausschüttung des Hormons durch die Nebenniere zu dieser Tageszeit am stärksten ist. Auf diese Weise nimmt man auf den natürlichen Rhythmus des Körpers Rücksicht und optimiert die Wirkung.

12.2 Die Nebenwirkungen

Nebenwirkungen treten vor allem bei längerer Anwendung auf, ein vorübergehender und kurzfristiger Einsatz verläuft zumeist ohne Probleme. Zu den häufigsten Nebenwirkungen zählen der Anstieg von Blutdruck, Blutzucker und der Blutfettwerte. Eine höhere Anfälligkeit für Infekte wird ebenso beobachtet wie eine Gewichtszunahme, zum Teil in Verbindung mit Wassereinlagerungen bzw. Ödemen. Auch das Risiko eine Osteoporose zu entwickeln, steigt durch die Einnahme dieser Medikamente. Denn Cortison führt zu einem Abfall des für gesunde Knochen so wichtigen Calciums und Vitamin-D-Haushalts.

Die Verfügbarkeit beider Mikronährstoffe hängt aufs Engste zusammen. Cortisonpräparate hemmen einerseits im Darm die Aufnahme von Calcium aus der Nahrung, auf der anderen Seite fördern die Medikamente die Ausscheidung des vorhandenen Calciums. Die Senkung des Calciumspiegels bewirkt in der Folge einen Vitamin-D-Mangel. Mangelt es jedoch an beiden Mikronährstoffen, kann sich auch die Knochendichte verringern, Osteopenie (die Vorstufe einer Osteoporose) und Osteoporose können entstehen. Der Abfall des Calciumspiegels kann auch das Risiko für Fettleibigkeit, Bluthochdruck und Arteriosklerose begünstigen. Ein Vitamin-D-Mangel wiederum kann sich durch Schlaflosigkeit, Infektanfälligkeit und ein erhöhtes Risiko für Typ-1-Diabetes bemerkbar machen.

Da durch diese Medikamente auch der Kaliumspiegel abfallen kann, kommt es zu Erschöpfungszuständen, Müdigkeit, Bluthochdruck, Extrasystolen und Darmträgheit.

Der durch Cortison mögliche Vitamin-C-Mangel kann Probleme am Zahnfleisch sowie allgemeine Leistungsschwäche hervorrufen.

Auch der Magnesiumspiegel kann in Mitleidenschaft gezogen werden. Ein Mangel an dem Mineral führt zu muskulären Problemen, Konzentrations- und Schlafstörungen und verringert die Stresstoleranz.

12.3 Die Gegenwirkung

Wer bei regelmäßiger Einnahme von Cortisonpräparaten zusätzlich auch **Vitamin D** zuführt, sorgt für einen gesunden Knochenstoffwechsel. Aber nicht nur das: Man weiß nämlich, dass Patienten mit chronischen Krankheiten wie etwa Morbus Crohn einen sehr geringen Vitamin-D-Status aufweisen. Durch gezielte Supplementierung kann man die Entzündung im Magen-Darm-Trakt vermindern. Wer wiederum unter Asthma leidet, kann mithilfe des Vitamins die Wirksamkeit der Cortisonpräparate gegen diese

Atemwegserkrankung verbessern. Bei Multipler Sklerose kann man mit Vitamin D die Entzündung im Nervensystem verbessern, wie Studien zeigen.

Ebenfalls zur Verbesserung der Knochendichte trägt die Zufuhr von **Vitamin K** bei. Dieses fettlösliche Vitamin kommt vor allem in grünem Gemüse vor (Spinat, grüne Bohnen, Brokkoli).

Omega-3-Fettsäuren verbessern die Wirkung von Cortisonpräparaten, der Bedarf an diesen Medikamenten kann sogar verringert werden. Außerdem können sie die Beweglichkeit von Gelenken verbessern, die durch Erkrankungen des rheumatischen Formenkreises beeinträchtigt sind.

Selen ist ebenfalls ein Mikronährstoff, der den Bedarf an Cortisonpräparaten verringern kann. Daneben verbessert das Spurenelement auch das Nebenwirkungsprofil der Medikamente. Selen, das in Nüssen, Fleisch (Leber) und Fisch enthalten ist, trägt außerdem zu einer normalen Funktion der Schilddrüse bei.

Glucocorticoide (Cortisonpräparate)	
Wirkung	sie unterdrücken eine Entzündung
Nebenwirkung	Vitamin D und C sowie die Mineralstoffe Magnesium und Calcium gehen verloren
Beschwerden	Osteoporose, Bluthochdruck, Leistungsschwäche, Infektanfälligkeit
Gegenwirkung	gezielte Zufuhr der Vitamine D, C und K sowie Selen und Omega-3-Fettsäuren

Tab. 13: Glucocorticoide

Egal, welche Entzündung mit Cortisonpräparaten behandelt wird – es lohnt sich, im Zuge dieser Therapie auf eine ausgewogene Ernährung zu achten. Fetter Fisch (der reich an den wertvollen Omega-3-Fettsäuren ist) wie Makrele, Lachs oder Sardine gehört ebenso dazu wie frisches Obst und Gemüse. Reduzieren sollte man Fleisch und Wurstwaren, die viel Arachidonsäure enthalten. Denn diese führt zu einer verstärkten Produktion von Entzündungsstoffen, die bei Rheuma bzw. rheumatoider Arthritis und anderen Krankheiten Beschwerden bereiten.

13. Magenschutzpräparate bzw. Säureblocker

Magenschutzpräparate (in der Fachsprache auch Protonenpumpenhemmer bzw. Protonenpumpeninhibitoren, PPI genannt) gehören zu den am meisten verordneten Medikamenten weltweit. Sie können Beschwerden wie Sodbrennen sehr effektiv lindern, sie können aber auch die Versorgung mit wichtigen Vitaminen und Mineralstoffen beeinträchtigen.

Protonenpumpenhemmer unterdrücken die Bildung von Magensäure, daher die umgangssprachliche Bezeichnung Säureblocker oder Magenschutzpräparate. Diese Medikamente mit Wirkstoffen wie Omeprazol, Lansoprazol oder Pantoprazol tragen seit den 1990er Jahren ganz wesentlich dazu bei, dass deutlich weniger Operationen nötig sind, um Magen- oder Zwölffingerdarmgeschwüre zu entfernen. Sie werden in Form von Kapseln oder Tabletten verabreicht. Seit den 1990er Jahren hat sich die Verordnungshäufigkeit vervielfacht. 2011 wurden in Österreich mehr als neun Millionen Packungen von PPIs verschrieben.

13.1 Die Wirkung

PPIs unterdrücken die Magensäurebildung und werden daher bei Sodbrennen, der sogenannten Refluxösophagitis (wenn der saure Mageninhalt wieder in die Speiseröhre zurückfließt), bei Zwölffingerdarm- und Magengeschwüren sowie bei Speiseröhrenentzündungen verabreicht. Ganz wichtig sind PPIs auch in der Therapie von Infektionen mit dem Bakterium Helicobakter pylori, der eine Form der gefürchteten Gastritis verursacht – das ist eine Entzündung der Magenschleimhaut, die mit Antibiotika gut behandelt werden kann. PPIs werden in diesem Fall begleitend zu zwei verschiedenen Antibiotika gegeben, was die bekannte Dreifachkombination in der Therapie der Gastritis ergibt (die sogenannte Eradikationstherapie). PPIs werden auch häufig zum Schutz der Magenschleimhaut bei der Einnahme bestimmter Schmerzmittel eingesetzt (Magenschutz).

Der Name Protonenpumpenhemmer rührt daher, dass diese Medikamente ein bestimmtes Enzym in der Magenschleimhaut, die sogenannte Protonenpumpe, blockieren. Dieses Enzym hat die Aufgabe, Magensäure in den Magen zu pumpen. Durch die verringerte Produktion von Magensäure wird das Milieu im Magen weniger sauer, der Magensaft milder und weniger aggressiv – und das für mehrere Stunden, manchmal bis zu drei Tage. Im Grunde eine geniale Wirkung der Medikamente, wenn man bedenkt, wie unangenehm sich saures Aufstoßen bzw. Sodbrennen für die Betroffenen auswirkt und wie sehr dies deren Lebensqualität beeinträchtigt. Und wenn man sich vor Augen hält, welche gefährlichen Erkrankungen das zu saure Milieu im Magen auf Dauer verursachen kann (z. B. Magenkrebs). Doch keine Wirkung ohne Nebenwirkungen!

13.2 Die Nebenwirkungen

So wirksam die Säureblocker auch sind – sie können den Mikronährstoffhaushalt ganz schön durcheinander wirbeln. So wird zum Beispiel die Versorgung mit Calcium, Magnesium und Eisen beeinträchtigt. Ganz besonders hervorzuheben ist allerdings der Mangel an Vitamin B_{12}, der sich durch eine lang andauernde Therapie mit Säureblockern ergeben kann.

Weniger Power-Vitamin B_{12}

Wir haben es bereits an anderen Stellen des Buches erwähnt: Vitamine sind Stoffe, die der Körper für zahlreiche Funktionen und Abläufe unbedingt benötigt, die er aber nicht selber herstellen kann. Also muss man sie mit der Nahrung zuführen. So verhält es sich auch mit den wasserlöslichen B-Vitaminen, im speziellen mit dem Vitamin B_{12}. Dieses Vitamin wird bei mehr als 100 Vorgängen im Körper benötigt, zum Beispiel für die Blutbildung, für das Wachstum, für den Kohlehydratstoffwechsel und ganz allgemein für die Nerven.

Vitamin B_{12} enthält Cobalamin, das in der Nahrung an Eiweiß gebunden ist (Fleisch, Eier, Milchprodukte). Es kann nur im unteren Teil des Dünndarms vom Körper aufgenommen werden. Auf dem Weg dorthin gibt es allerdings mehrere pH-abhängige Störfaktoren, zum Beispiel einen Mangel des Magenenzyms Pepsin. Dadurch kann Cobalamin nicht entsprechend aus der Nahrung gelöst werden. Ebenfalls gestört sein kann die Bindung an ein Transporteiweiß namens Intrinsic Factor, der das Vitamin zum unteren Teil des Dünndarms befördert, wo es der Körper aufnehmen kann. Diese Probleme können von Krankheiten wie einer Gastritis verursacht werden, aber auch von Medikamenten aus der Gruppe der PPIs. Wie auch immer: Die Folgen sind eine verringerte Aufnahme von Vitamin B_{12} (siehe Abb. 2).

Übrigens wird durch die PPIs nur die Aufnahme von Vitamin B_{12} aus der Nahrung gehemmt, nicht die Aufnahme von B_{12} aus Mikronährstoff-Supplementen (diese sind nicht an Proteine gebunden).

Dieses Problem eines Mangels besteht vor allem dann, wenn die Medikamente langfristig eingenommen werden. Menschen über 60, Patienten mit Magen-Darm-Erkrankungen, Diabetiker (Typ 2) sowie strenge Vegetarier sind besonders gefährdet. Von den

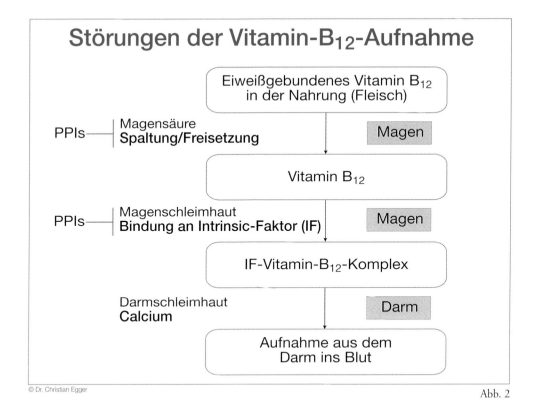

Abb. 2

über 60-Jährigen weiß man aus zahlreichen Untersuchungen, dass etwa 40 Prozent von ihnen einen zu niedrigen Vitamin-B$_{12}$-Spiegel aufweisen. Abgeschlagenheit, Schlappheit, depressive Verstimmung, aber auch eine schwächere Gedächtnisleistung können die Folge eines Vitamin-B$_{12}$-Mangels sein. Apropos Gedächtnis: Durch den Vitaminmangel kann es zu erhöhten Homocysteinwerten im Blut kommen. Homocystein ist eine Aminosäure, die im Körper bei der Neubildung von Eiweiß eine Rolle spielt. Ist zu wenig von dem Vitamin B$_{12}$ vorhanden, steigt der Spiegel der Aminosäure. Das wiederum erhöht das Risiko, an einer Demenz zu erkranken oder einen Schlaganfall zu erleiden.

Weniger Calcium, Magnesium, Eisen und Co.

Doch zurück zum Magen! Weniger Magensäure bedeutet, dass auch andere Mikronährstoffe schlechter aufgenommen und verwertet werden, etwa das Calcium und das Vitamin D. Das sind Mikronährstoffe, die für die Festigkeit der Knochen bzw. die Knochendichte sehr wichtig sind. Mehrere Studien beweisen, dass besonders ältere Menschen, die über Jahre hinweg mit PPIs behandelt werden, ein deutlich höheres

Osteoporose- und Knochenbruchrisiko aufweisen. Auch hier gilt: Durch das Fehlen von Magensäure ist das Calcium nicht mehr so gut verfügbar.

Durch die Einnahme von Protonenpumpenhemmern über einen längeren Zeitraum wird auch die Aufnahme von Magnesium beeinträchtigt. Es ist vor allem für den Muskel-, Nerven- und Energiestoffwechsel von Bedeutung. Ein Mangel macht sich auf mehreren Ebenen bemerkbar: Man fühlt sich müde, ist rasch erschöpft, neigt zu Muskelkrämpfen (an den Waden, der Kaumuskulatur) und Lidzucken, ist nervös und gereizt.

Die Aufnahme und Verwertung von Eisen kann durch die langfristige Verwendung von Protonenpumpenhemmern ebenfalls beeinträchtigt sein. Von einem Eisenmangel sind grundsätzlich vor allem Frauen und Sportler betroffen sowie Menschen, die sich vegan ernähren. Weil es durch die Einnahme von PPIs zu einer langfristigen Erhöhung des pH-Wertes kommt, wird die Umwandlung von Eisen(III) in Eisen(II) gehemmt. Der Körper kann jedoch das Spurenelement oral am besten in Form von Eisen(II) aufnehmen. Experten empfehlen daher, dass man bei langfristiger Einnahme von PPIs auf den Eisenstatus achten sollte (durch regelmäßige Kontrollen, etwa ein bis zweimal jährlich).

13.3 Die Gegenwirkung

Muss man über einen längeren Zeitraum oder dauerhaft Protonenpumpenhemmer einnehmen, ist es wichtig, den durch diese Medikamente verursachten Mangel an Mikronährstoffen gezielt auszugleichen. Vor allem das Vitamin B_{12} sollte man dabei im Auge behalten und täglich mindestens 100 Mikrogramm zuführen. Ebenfalls wichtig: Magnesium, Calcium und Vitamin D.

Zusätzlich zur medikamentösen Therapie und der Zufuhr von Mikronährstoffen ist es auch ratsam, seinen Lebensstil zu ändern, also alles zu vermeiden, was die Magenschleimhaut reizen könnte – zum Beispiel Alkohol, Stress und dergleichen.

Protonenpumpenhemmer (Säureblocker)	
Wirkung	unterbindet die Bildung von zu viel Magensäure
Nebenwirkung	Mangel an Vitamin B_{12}, Magnesium, Calcium, Eisen und Vitamin D_3
Beschwerden	Müdigkeit, Abgeschlagenheit, Muskelkrämpfe, erhöhtes Knochenbruchrisiko, Gedächtnisschwäche
Gegenwirkung	gezielte Zufuhr der Vitamin B_{12} und D, Magnesium, Calcium, Eisen

Tab. 14: Protonenpumpenhemmer

Expertentipp:
Achten Sie besonders bei langfristiger Einnahme von PPIs auf ihren Mikronährstoffhaushalt! Sorgen Sie vor mit Präparaten, die die wichtigen Mikronährstoffe wie Vitamin B_{12}, Vitamin D, Folsäure, Vitamin B_6, Eisen und Magnesium kombinieren, um einen möglichen Mangel nicht noch zusätzlich durch die Mikronährstoffräuber PPIs zu stärken.

14. Osteoporose-Mittel

Medikamente aus der Gruppe der Bisphosphonate hemmen den Abbau von Knochen und fördern den Aufbau von Knochenmasse. Durch gezielte Zufuhr von Mikronährstoffen wie den Vitaminen D und K kann die Wirkung dieser Medikamente unterstützt werden, die Therapie wird optimiert.

In Österreich sind rund 700.000 Menschen von Osteoporose betroffen, das Verhältnis zwischen Frauen und Männern beträgt dabei 3:1. Osteoporose ist außerdem eine Krankheit des vornehmlich fortgeschrittenen Alters, rund zwei Drittel aller Frauen über 80 haben Osteoporose. Sie ist dadurch charakterisiert, dass Knochendichte und Knochenfestigkeit mit der Zeit abnehmen. Knochen bestehen ja nicht aus einer starren Masse, sondern sie befinden sich in einem permanenten Umbauprozess, werden ständig ab- und aufgebaut. Überwiegen jedoch auf Dauer die knochenabbauenden Prozesse, verlieren Knochen an Dichte und Festigkeit.

Das wiederum bedeutet, dass das Risiko für Knochenbrüche steigt, die hauptsächlich durch Stürze verursacht werden. Oft genügt ein Sturz aus nur geringer Höhe und ein Knochen mit geringer Festigkeit geht zu Bruch. Die Frakturen betreffen vor allem den Oberschenkelhals, die Handgelenke, das Becken oder die Wirbelkörper. Mit zum Teil dramatischen Folgen, die nicht nur durch die Schwere der Verletzung, sondern auch durch das fortgeschrittene Alter der Patienten bedingt ist: Lediglich 50 Prozent der Patienten mit Oberschenkelhalsfrakturen erlangen wieder den Grad der Mobilität, den sie vor der Verletzung hatten, 30 Prozent der Verunfallten bleiben eingeschränkt, 20 Prozent versterben sogar daran.

Dieses düstere Szenario dürfte sich in den nächsten Jahren und Jahrzehnten noch verschlimmern, wenn man sich vor Augen hält, dass die Zahl der älteren Menschen steigen wird. Sie stellen ja die Hauptrisikogruppe für Osteoporose dar. Außerdem warnen Experten zunehmend davor, dass die jüngeren Generationen aufgrund einseitiger Ernährungsgewohnheiten im fortgeschrittenen Alter auch nicht gerade bessere Knochen aufweisen werden, sodass die Zufuhr von Mikronährstoffen, die der Knochengesundheit dienen, auch in der Prävention immer wichtiger wird.

Man unterscheidet zwei Formen von Osteoporose:
- **Primäre Osteoporose:** Sie tritt nicht als Folge einer anderen Krankheit auf. Rund 95 Prozent der Osteoporosefälle sind diesem Typus zuzuordnen. Besonders betroffen sind

Frauen nach der Menopause (ein niedriger Östrogenspiegel erhöht das Osteoporose-Risiko) und Personen über 65, denn die Knochenmasse nimmt im Lauf des Lebens ab.

- **Sekundäre Osteoporose:** Das ist eine Osteoporose, die aufgrund einer anderen Krankheit entsteht. Herzschwäche, Diabetes, Rheuma, Niereninsuffizienz, Schilddrüsenerkrankungen und andere Krankheiten tragen dazu bei, dass die Knochendichte abnimmt. Auch Medikamente können zur Verringerung von Knochenmasse führen, wie etwa Cortison.

Besonders tückisch an der Osteoporose ist deren schleichender Verlauf. Es treten nämlich kaum Beschwerden auf, wenn die Knochenmasse abnimmt. Häufig sind es erst die erwähnten Knochenbrüche, die erste Hinweise auf Osteoporose geben. Wenn zum Beispiel ein Wirbelkörper gebrochen ist, so können die daraus resultierenden Rückenschmerzen auf eine vorliegende Osteoporose hinweisen.

Noch bevor ein Knochenbruch auftritt, kann man Osteoporose gut mithilfe einer Knochendichtemessung feststellen. Sie ist angezeigt bei Risikopatienten, etwa bei Frauen über 65, die wenig Bewegung machen, viel rauchen (Rauchen ist ein Knochenräuber) oder einen zierlichen Knochenbau haben. Auch bei Vorliegen bestimmter chronischer Krankheiten wie Herz- oder Niereninsuffizienz sowie Diabetes oder Rheumatoider Arthritis sollte eine Knochendichtemessung durchgeführt werden, um eine sekundäre Osteoporose rechtzeitig entdecken zu können.

14.1 Die Wirkung

Es sind vor allem Medikamente aus der Arzneimittelgruppe der Bisphosphonate, die bei Osteoporose zur Anwendung kommen. Sie verringern den Knochenabbau, indem sie die Lebensdauer der Osteoklasten – das sind die knochenabbauenden Zellen – verkürzen. Außerdem ermöglichen die Medikamente dem Knochen wieder einen natürlichen Umbauprozess durch Osteoklasten und Osteoblasten (die knochenaufbauenden Zellen).

14.2 Die Nebenwirkungen

Zu den Nebenwirkungen der Medikamente zählen Muskel- und Knochenschmerzen (ähnlich wie bei einer Grippe), Abgeschlagenheit sowie Probleme mit der Verdauung, wie Blähungen oder Durchfälle. Darüber hinaus kann die Wirksamkeit des Knochenbaustoffs Calcium verringert werden. Calcium ist ein zentraler Mineralstoff für den Knochenstoffwechsel und für starke Knochen, auch für die Bildung von stabilen Zahnstrukturen ist er wichtig.

14.3 Die Gegenwirkung

Besonders hervorzuheben ist die eigentliche Wirkung der Bisphosphonate, nämlich der effektive Stopp des Knochenabbaus. Unterstützt wird diese Wirkung etwa durch die Vitamine D und K sowie durch Calcium (für Risikopatienten stellt die Zufuhr dieser Mikronährstoffe übrigens eine wichtige Prophylaxe in Sachen Osteoporose dar).

Vitamin D, das wir bereits an anderen Stellen des Buches als essenziellen Mikronährstoff gewürdigt haben, ist für die Knochengesundheit von immenser Bedeutung. Erst ein ausreichender Vitamin-D-Spiegel ermöglicht es dem Körper, den Knochenbaustoff Calcium aus dem Darm aufzunehmen und entsprechend zu verwerten. Bereits in der frühen Kindheit ist es das Vitamin D, das den Aufbau stabiler Knochen ermöglicht. Umgekehrt trägt ein Vitamin-D-Mangel dazu bei, dass Knochen vorzeitig altern können und das Frakturrisiko steigt.

Dieser auch als „Sonnenvitamin" bekannte Mikronährstoff (weil das Sonnenlicht zu seiner natürlichen Bildung im Körper beiträgt) kann nun die Wirkung der Bisphosphonate unterstützen und den Abbau von Knochengewebe bremsen, die Osteoporose-Therapie somit optimieren.

Aus der Fachliteratur ist bekannt, dass Vitamin D ein natürlicher Gegenspieler des Parathormons ist. Dieses körpereigene Hormon, das in den Nebenschilddrüsen gebildet wird, aktiviert die Osteoklasten, also diejenigen Zellen, die Knochen abbauen. Dem wirkt Vitamin D entgegen. Die Autoren empfehlen, dass zu diesem Zweck der Vitamin-D-Spiegel bei mindestens 40 ng/ml liegen sollte.

Auch das **Vitamin K** dient dem Erhalt stabiler Knochen. Es sind vor allem die Untergruppen Vitamin K_1 und K_2, die diesen Effekt bewirken. K_1 ist in grünem Gemüse wie Erbsen, Brokkoli oder Spinat sowie in Pflanzenölen enthalten. K_2 gibt es vornehmlich in tierischen Lebensmitteln wie Leber oder in einigen Käsesorten. K_2 scheint die Osteoblasten anzuregen, also diejenigen Zellen, die den Knochen aufbauen, wie Studien belegen. Mehrere Studien haben darüber hinaus gezeigt, dass die regelmäßige Einnahme von Vitamin K_2 das Risiko für Knochenbrüche am Hüftgelenk um sage und schreibe 80 Prozent senken kann.

Auch **Calcium** und **Magnesium** sind für die Knochengesundheit von enormer Bedeutung. Die gezielte Zufuhr des Knochenbaustoffs Calcium wird heute nicht mehr als so wichtig betrachtet wie früher, denn im Vordergrund steht eindeutig die Optimierung und Normalisierung des Vitamin-D-Spiegels. Durch diese Maßnahme steigt automatisch auch der Calciumspiegel. Diesen kann man zusätzlich auch mit Milchprodukten verbessern, wie der Österreichische Ernährungsbericht bestätigt. Vor allem durch den regelmäßigen Konsum von Milch, Joghurt und Hartkäse.

Vom Mineral Magnesium weiß man, dass ein Mangel die knochenabbauende Aktivität der Osteoklasten unterstützt. Doch Vorsicht: Wer Calcium und Magnesium zuführt, sollte dies in zeitlichem Abstand von der Einnahme der Bisphosphonate tun. Das empfehlen Gröber und Kisters, denn bei gleichzeitiger Einnahme kann die Wirkung des Medikaments aufgehoben werden. Ein zeitlicher Abstand von mehreren Stunden sei daher ratsam, so die Autoren (siehe Literaturhinweis am Ende des Buches).

Bisphosphonate (Osteoporose-Mittel)	
Wirkung	hemmen den Knochenabbau
Nebenwirkung	grippeähnliche Symptome, Wirkung von Calcium wird verringert
Beschwerden	Knochen- und Muskelschmerzen, Blähungen, Durchfälle
Gegenwirkung	Vitamin-D- und Vitamin-K-Zufuhr, evtl. auch Calcium und Magnesium

Tab. 15: Bisphosphonate

Expertentipp:
Wer Vitamin D zuführt, sollte das Präparat mit dem Essen einnehmen. Wer außerdem noch Calcium einnimmt, sollte dies auf nüchternen Magen tun.

15. Schilddrüsenmedikamente

Die Schilddrüse ist ein Organ, das besonders auf einen optimalen Selen-Status angewiesen ist. Daher kann der Therapieerfolg bei einer Schilddrüsenerkrankungen wie der Hashimoto-Thyreoiditis (eine Form einer Schilddrüsenunterfunktion) durch Einnahme des Mikronährstoffes optimiert werden.

Wie für andere endogenen Drüsen (Hirnanhangsdrüse oder Nebenniere) gilt auch für die Schilddrüse: Sie ist klein, aber oho! Denn die kleine und schmetterlingsförmige Schilddrüse befindet sich im Hals knapp unterhalb des Kehlkopfes und steuert von dort aus wichtige Funktionen unseres Organismus. Sie produziert Hormone wie das Thyroxin oder das Trijodthyronin (T_3), die für die Organe ganz wesentlich sind. Ohne sie wäre eine normale körperliche und geistige Entwicklung von Kindern gar nicht möglich. Die Schilddrüsenhormone sind wichtig für den Grundumsatz und den Energieverbrauch des Organismus, also für das Wachstum von Skelett, Muskulatur und Gehirn, aber auch für die Wärmeproduktion oder die Aufnahme von Kohlehydraten und dergleichen mehr.

Um die Hormone produzieren zu können, benötigt die Schilddrüse Jod. Dieses Spurenelement kann der Körper allerdings nicht selbst bereitstellen, man muss es mit der Nahrung zuführen. Doch Österreich zählt, wie die anderen Alpenländer auch, zu den Jodmangelgebieten, daher enthält unsere Nahrung zu wenig von diesem Spurenelement. Aus diesem Grund wird hierzulande seit mehr als 50 Jahren Jod dem Speisesalz beigemengt (jodiertes Salz).

Jodmangel ist es auch, der zu einer bekannten Schilddrüsenerkrankung führt, dem Kropf, einer Verdickung des Halses, die in der Fachsprache Struma genannt wird. Seit der Jodierung des Speisesalzes ist diese Mangelerkrankung allerdings selten geworden.

Die kleine Schilddrüse zeichnet sich auch dadurch aus, dass sie zu wenig oder zu viel Gas geben kann, also Prozesse im Organismus bremsen oder auch ankurbeln kann. Letzteres ist bei einer sogenannten **Schilddrüsenüberfunktion** der Fall. Dabei werden von der Schilddrüse zu große Mengen an Hormonen produziert. Die Überproduktion führt bei den Betroffenen zu Symptomen wie Nervosität, Schwitzen, schnellem Puls, Schlafstörungen, Gewichtsabnahme – Symptome einer überaktiven Drüse, wie sie zum Beispiel bei der Basedow'schen Krankheit zu beobachten sind.

Demgegenüber ist eine **Unterfunktion** der Schilddrüse durch eine Verlangsamung der Prozesse gekennzeichnet, was sich durch Symptome wie Müdigkeit, Antriebslosigkeit, Gewichtszunahme, Frieren, Verstopfung und dergleichen äußert. Häufigste Ursachen einer Schilddrüsenunterfunktion sind akute oder chronische Entzündungen. Zu den letzteren zählt die weit verbreitete Hashimoto-Thyreoiditis (der Name stammt vom japanischen Arzt Hashimoto, der vor mehr als 100 Jahren die Erkrankung erstmals beschrieben hat). Sie ist eine Autoimmunerkrankung, die oft mit einer Überfunktion beginnt. Jahrelang kann sie ohne Beschwerden verlaufen, durch eine Fehlleitung des Immunsystems kommt es mit der Zeit zu einer Zerstörung des Schilddrüsengewebes, was dann zur Unterfunktion führt. Frauen sind übrigens achtmal so häufig von dieser Erkrankung betroffen wie Männer. Vielleicht, weil für das Auftreten der Hashimoto-Thyreoiditis das hormonelle Ungleichgewicht der Wechseljahre mit eine Rolle spielt.

Bei der Hashimoto-Thyreoiditis treten die typischen Symptome einer Unterfunktion auf, wie Leistungseinbuße, Müdigkeit, Frieren, depressive Stimmung oder Gewichtszunahme. Häufig tritt die Erkrankung sogar in Verbindung mit einer anderen Autoimmunerkrankung, einer speziellen Form der Gastritis auf.

Die Hashimoto-Thyreoiditis wird vor allem durch die Verabreichung des Schilddrüsenhormons L-Thyroxin (T_4) behandelt, denn das beeinträchtigte oder zerstörte Schilddrüsengewebe kann dieses Hormon nicht mehr in ausreichender Menge herstellen.

15.1 Die Wirkung/verbesserte Wirkung

Das L-Thyroxin (T_4) erhöht den Energieumsatz des Körpers, kurbelt sozusagen wichtige Vitalfunktionen an. Die Hormonzufuhr gewährleistet den Hashimoto-Patienten ein weitgehend beschwerdefreies Leben, wenn sie medikamentös gut eingestellt sind. Eine gute Einstellung ist umso schwieriger zu erreichen, je länger die Krankheit bereits besteht, daher ist ein möglichst frühzeitiger Einsatz von T_4 vorteilhaft.

Die Wirkung des Hormons kann durch das Spurenelement **Selen** verbessert werden. Selen ist das Schutzelement für die Schilddrüse schlechthin. Das hat damit zu tun, dass die Schilddrüse das Organ mit dem höchsten Gehalt an Selen im menschlichen Körper ist. Selen optimiert den Hormonstoffwechsel in der Schilddrüse und vermindert die Entzündungsprozesse. Umgekehrt reagiert die Schilddrüse sehr sensibel auf einen Selenmangel, dieser kann die Zerstörung von Schilddrüsengewebe fördern. Eine tägliche Zufuhr von etwa 200 Mikrogramm Selen kann die Wirkung von T_4 (und in der Folge auch die Umwandlung in T_3) unterstützen.

Studien beweisen, dass Hashimoto-Patienten einen signifikant niedrigeren **Vitamin-D**-Status aufweisen als Gesunde. Bekannt ist auch, dass dem Vitamin D eine immunmodulierende Wirkung bei Autoimmunerkrankungen zukommt. Die Kontrolle und eventuelle Normalisierung von zu niedrigen Vitamin-D-Werten scheint also bei dieser Schilddrüsenerkrankung eine sinnvolle therapeutische Maßnahme zu sein.

> **Expertentipp:**
> Wenn Hashimoto-Patienten auch Calcium und Eisen zuführen, sollten sie darauf achten, dass sie diese Mikronährstoffe nicht gleichzeitig mit dem Schilddrüsenhormon L-Thyroxin (T_4) zu sich nehmen. In diesem Fall kommt es zu einer Verminderung der Arzneimittelwirkung. Daher: einen Mindestabstand von ein bis zwei Stunden einhalten!

16. Schmerzmittel (Analgetika)

Analgetika können Schmerzen unterdrücken oder zumindest verringern. Über einen längeren Zeitraum eingenommen können sie jedoch auch beträchtliche Nebenwirkungen entfalten und wichtige Mikronährstoffe wie Vitamin C oder Eisen rauben. Manche Mikronährstoffe können auch die Nebenwirkungen der Medikamente verringern oder die Wirkung der Schmerzmittel optimieren.

Im Grunde haben Schmerzen eine wichtige Funktion: Sie geben Auskunft darüber, dass man Schaden nehmen kann oder dass ein solcher bereits eingetreten ist. Schmerzen haben ihren Sinn darin, weiteren Schaden zu verhindern, indem man etwa so schnell wie möglich die Hand von der heißen Herdplatte nimmt. Ein schmerzender Zahn wiederum „gibt Auskunft" darüber, dass er nicht mehr gesund ist und saniert werden muss. Schmerzen haben also gewissermaßen eine Schutzfunktion.

Schmerzen können aber ihren Sinn bzw. ihre sinnvolle Schutzfunktion verlieren, wenn sie chronisch werden und ohne bestimmten Auslöser auftreten. Dann können sie die Lebensqualität der Betroffenen massiv beeinträchtigen.

Wie entstehen Schmerzen eigentlich? Nun, bei Verletzungen, also zum Beispiel durch mechanische oder thermische Reize, wie durch den erwähnten Griff auf die heiße Herdplatte, wird im Gewebe ein Botenstoff gebildet – das sogenannte Prostaglandin. Dieser Botenstoff aktiviert die Nozizeptoren, das sind Nervenendigungen, die Reize in elektrische Signale umwandeln. So wird die Information über das Rückenmark zum Gehirn weitergeleitet. Dort wird der Schmerz „bewertet", es wird also festgestellt, von wo er ausgeht und wie stark er ist.

Schmerzmittel mit den Substanzen wie der Acetylsalicylsäure, Ibuprofen, Naproxen, Paracetamol oder Diclofenac unterdrücken nun die Bildung des Botenstoffs Prostaglandin. Sie gehören zur Gruppe der Nicht-Opioid-Analgetika. Diese sind dadurch charakterisiert, dass sie Schmerzen bekämpfen, ohne das Bewusstsein oder die Sinneswahrnehmung zu beeinträchtigen, wie es Opioide tun. Uns interessieren in diesem Zusammenhang die Nicht-Opioid-Analgetika deshalb, weil viele dieser Medikamente rezeptfrei erhältlich sind und besonders häufig zur Anwendung gelangen.

Vier Millionen Packungen an Schmerzmitteln wurden österreichweit im Jahr 2011 verschrieben. Dazu kommen noch viele Packungen, die im Zuge der Selbstmedikation in Apotheken gekauft wurden. Auf dem Sektor Selbstmedikation gehören Schmerzmittel zusammen mit Medikamenten gegen Husten und Erkältung sowie Vitaminen zu den Top 3 am Arzneimittelmarkt.

16.1 Die Wirkung

Im Grunde blockieren die Nicht-Opioide ein Enzym namens Cyclooxygenase, das für die Bildung der Prostaglandin-Botenstoffe wichtig ist. Die Arzneimittel mit den genannten Wirkstoffen verhindern, dass dort, wo der Schmerzreiz entsteht, Botenstoffe gebildet werden. So gelangen auch keine Informationen über den Schmerz ans Gehirn. Der Überbringer der Schmerzinformation wird unterdrückt. Allerdings wird dadurch die Ursache der Schmerzen nicht bekämpft, sondern es werden lediglich die Symptome ausgeschaltet. Zum Beispiel die Zahnschmerzen, während ihre Ursachen (z. B. Karies) bestehen bleiben. Die Unterdrückungsstrategie mag Sinn machen, um halbwegs schmerzfrei das Wochenende zu überstehen, bevor man dann zum Zahnarzt geht. Wer jedoch Schmerzen über einen längeren Zeitraum auf diese Art bekämpft, riskiert ernste Folgen, etwa in Form von Nebenwirkungen durch die Dauermedikation oder weil die eigentliche Ursache zu spät entdeckt und behandelt wird. Daher empfehlen Experten: Wenn es möglich ist, sollte man die Ursache des Schmerzes behandeln und nicht die Symptome unterdrücken.

Manche der genannten Wirkstoffgruppen kommen bei Schmerzen zum Einsatz, die aufgrund von Entzündungsprozessen auftreten. Sie werden nicht-steroidale, antientzündliche Medikamente oder „non steroidal antiinflammatory drugs" – kurz NSAID – genannt. Zu ihnen gehören Medikamente mit den Wirkstoffen Acetylsalicylsäure, Ibuprofen oder Diclofenac. Medikamente mit dem Wirkstoff Paracetamol wiederum werden eher bei Schmerzen eingesetzt, die nicht aufgrund von Entzündungen auftreten.

Die Medikamente aus der Gruppe der Nicht-Opioid-Analgetika bekämpfen nicht nur Schmerzen, sie senken auch Fieber oder lindern Erkältungsbeschwerden.

16.2 Die Nebenwirkungen

Viele dieser Medikamente sind rezeptfrei in Apotheken erhältlich – was nicht bedeutet, dass sie harmlos sind, wie ein Blick auf die lange Liste an unerwünschten Wirkungen in den Packungsbeilagen beweist. Zu den häufigsten Nebenwirkungen der Medikamente aus der Gruppe der Nicht-Opioide zählen gastrointestinale Störungen wie Schädigungen der Magenschleimhaut, Magenschmerzen, Magenblutungen, Durchfall oder Übelkeit (vor allem durch Acetylsalicylsäure, kurz ASS genannt). Auch die Nieren können Schaden erleiden oder der Blutdruck ansteigen. Paracetamol wiederum kann die Leber schädigen, vor allem bei hoher Dosierung oder bei langfristiger Einnahme. Werden Nicht-Opioide häufig bei Kopfschmerzen eingesetzt, kann es vorkommen, dass diese

Medikamente selbst wieder Kopfschmerzen hervorrufen (den sogenannten medikamenteninduzierten Kopfschmerz).

Weniger bekannt ist, dass Schmerzmittel auch einige wichtige Mikronährstoffe abbauen bzw. deren Verfügbarkeit reduzieren. Vor allem Vitamin C, Folsäure und Vitamin B_{12} sind gefährdet, auch der Eisenspiegel fällt merklich ab.

Was das **Vitamin C** angeht, so wird der Transport dieses Vitamins durch die Darmwand von den ASS-Präparaten gehemmt. Dadurch erfolgt eine verstärkte Vitamin-C-Ausscheidung im Urin und der Faeces. Weil das Vitamin C auch die Magenschleimhaut schützt, ergibt sich durch die erhöhte Ausscheidungsrate auch ein erhöhtes Risiko für Schäden an der Magenschleimhaut.

Auch die Darmschleimhaut kann in Mitleidenschaft gezogen werden. Durch eine beeinträchtigte Darmschleimhaut wird **Vitamin B_{12}** vom Körper nicht entsprechend aufgenommen. ASS führt zudem zu einer verstärkten Ausscheidung von **Folsäure**. Sind beide Vitamine in zu geringer Menge vorhanden, steigt der Homocysteinspiegel. Homocystein ist eine im Körper vorkommende Aminosäure, bei der zu hohe Werte das Risiko für Arteriosklerose und in weiterer Folge für Herzinfarkt und Schlaganfall erhöhen.

Eine langfristige oder chronische Einnahme von Schmerzmitteln kann außerdem zu okkulten Blutverlusten im Magen-Darm-Bereich führen. Damit geht aber auch das wichtige Spurenelement **Eisen** verloren, was Müdigkeit, verminderte Leistungsfähigkeit, blasse Haut, Kälteempfindlichkeit usw. bewirken kann. Etwa 70 Prozent jener Patienten, die regelmäßig Acetylsalicylsäure in hoher Dosis einnehmen, verlieren täglich über 2 ml Blut, wobei mit jedem Milliliter Blut rund 0,5 mg Eisen verloren gehen. Eine labordiagnostische Überwachung des Eisenstatus ist daher bei langfristiger Einnahme von Schmerzmitteln durchaus zu empfehlen.

16.3 Die Gegenwirkung

Eine gezielte Zufuhr von **Vitamin C** schützt die Magenschleimhaut vor Schäden, die von Schmerzmitteln verursacht werden. Die gastrointestinalen Begleiterscheinungen der Schmerzmittel werden somit reduziert. Vitamin C sollte man in solchen Fällen gleichzeitig mit dem Schmerzmittel (z. B. ASS) einnehmen, damit kann man Mangelerscheinungen vorbeugen. Es verbessert auch die Aufnahme von **Eisen**, das über Mikroblutungen verloren geht. Allerdings sollte man Eisen im zeitlichen Abstand von zwei bis drei Stunden zur Einnahme von Schmerzmitteln einnehmen. Sollte eine Labordiagnose eine Erhöhung des Homocysteinwertes ergeben, dann kann man durch die gezielte Zufuhr von Vitamin B_{12} und Folsäure entgegenwirken.

Expertentipp:

Durch Zufuhr von Vitamin E und Omega-3-Fettsäuren ergeben sich positive Wechselwirkungen mit Schmerzmitteln: Zum einen unterstützt Vitamin E die antientzündlichen Eigenschaften der Schmerzmittel und senkt deren unerwünschte Wirkungen auf den Magen-Darm-Trakt. Zum anderen kann durch Verabreichung von Vitamin E und Omega-3-Fettsäuren der Bedarf an diesen Medikamenten gesenkt werden.

Analgetika (Schmerzmittel)	
Wirkung	unterdrücken oder lindern Schmerzen
Nebenwirkung	Auswirkung auf den Magen-Darm-Trakt und auf die Leber, können Kopfschmerzen auslösen
Beschwerden	Magenschmerzen, Magenblutungen, Übelkeit, Kopfweh
Gegenwirkung	Zufuhr von Vitamin C, Eisen, Vitamin B_{12}, Folsäure

Tab. 16: Analgetika

17. Die Mikronährstoffe im Einzelnen

Anhand von 13 Arzneimittelgruppen konnten Sie sich ein Bild darüber machen, wie verschiedene Medikamente wirken. Von Antibiotika über Cholesterinsenker und Cortisonpräparate bis hin zu Schmerzmitteln. Das sind Arzneien, die für Patienten überaus wichtig – ja lebenswichtig – sein können. Doch alles, was wirkt, kann auch Nebenwirkungen aufweisen, heißt es. Und so haben wir auch darüber informiert, welche Neben- und Wechselwirkungen diese Arzneien aufweisen und welche Mikronährstoffe es gibt, die diese unerwünschten Wirkungen abschwächen oder ausgleichen können. In vielen Fällen kann man sogar durch die gezielte Zufuhr von Vitaminen, Mineralstoffen, Spurenelementen und Co. die Wirkung der Medikamente wesentlich optimieren.

An dieser Stelle möchten wir noch einmal jene Mikronährstoffe zusammenfassen, die bei den einzelnen Medikamentengruppen eine Rolle gespielt haben: In welchen pflanzlichen und tierischen Lebensmitteln kommen sie vor, was sind ihre Funktionen im Organismus, welche Symptome können auftreten, wenn es an ihnen mangelt und in welcher Dosis sollte man sie zuführen – das sind die Themen dieses Kapitels.

Fettlösliche Vitamine

Vitamin D (Cholecalciferol)

Vitamin D ist ein fettlösliches Vitamin, das für starke Knochen und Zähne wichtig ist. Auch für das Immunsystem spielt es eine wesentliche Rolle. Es unterstützt außerdem die Funktionen unserer Muskeln. Es hält die Hitze beim Kochvorgang gut aus, geht also kaum verloren, kann aber durch Sauerstoff- und Lichteinwirkung geschädigt werden. Diese Verluste sind jedoch zu vernachlässigen, da durch die Ernährung ohnehin nur ein kleiner Teil des täglichen Bedarfs gedeckt werden kann. Vielmehr ist es die Kraft der Sonne, die das Vitamin bildet, wie unten noch zu lesen sein wird.

Zunächst noch etwas ernährungswissenschaftliches Wissen: In tierischen Lebensmitteln ist Vitamin D in Form von Cholecalciferol (Vitamin D3) oder als Provitamin „7-Dehydrocholesterol" zu finden. Vor allem Lebertran und fettreiche Fische wie Lachs oder Hering enthalten höhere Vitamin-D-Konzentrationen. Geringere Mengen weisen Eigelb, Milch und Milchprodukte auf. Vegetarische Quellen sind für die Vitamin-D-Versorgung unbedeutend. Nur Hefen, Pilze, Spinat und einige Kohlgemüse enthalten Spuren an Vitamin D2 (Ergosterol).

Mögliche Mangelsymptome	
Allgemeinbefinden	Müdigkeit, Schwäche, Schlafstörungen
Immunsystem	erhöhte Infektanfälligkeit
Knochen	Abnahme der Knochendichte, Osteopenie (Vorstufe der Osteoporose)
Herz-Kreislauf-System	Herzmuskelschwäche
Nervensystem	Reizbarkeit, erhöhte Schreckhaftigkeit (bei Kindern)
Glucosestoffwechsel	erhöhtes Risiko für Typ-1-Diabetes
Fortpflanzung	Störungen der Fruchtbarkeit

Besonderheiten

Vitamin D nimmt innerhalb der Liste der Vitamine eine Sonderstellung ein, da es sowohl über die Ernährung zugeführt als auch vom Menschen selbst durch Sonnenbestrahlung – UVB-Lichtexposition genannt – gebildet wird. Die Zufuhr über die Ernährung mit den üblichen Lebensmitteln reicht wie gesagt nicht aus.

Den Hauptanteil des täglichen Vitamin-D-Bedarfs muss der Körper selbst bilden. Das geschieht mithilfe der Sonne, was vom Sonnenstand bzw. dem Einfallswinkel der Sonnenstrahlen abhängig ist. In den Wintermonaten ist durch die zu geringe Sonneneinstrahlung bzw. aufgrund der Bekleidung keine Vitamin-D-Bildung über die Haut möglich. Vor allem Menschen, die sich kaum im Freien aufhalten sowie hospitalisierte ältere Personen und auch Menschen, die aus verschiedenen Gründen ihre Haut nicht der Sonne aussetzen, sind besonders gefährdet, einen Mangel zu erleiden. Daher wird von der Deutschen Gesellschaft für Ernährung bei fehlender Möglichkeit zur Eigenbildung (z. B. Wintermonate, Bettlägerigkeit) eine gezielte Zufuhr von Vitamin D empfohlen.

Laut der Deutschen Verzehrstudie 2008 nehmen 91 Prozent der Frauen und 82 Prozent der Männer nicht ausreichend Vitamin D mit der Nahrung zu sich, weshalb Vitamin D offiziell als kritischer Nährstoff gilt. Eine regelmäßige Zufuhr von 20 bis 25 µg/d Vitamin D ist eine geeignete Maßnahme, einen ungenügenden Vitamin-D-Status, wie er vor allem in Wintermonaten auftritt, zu normalisieren. Das hat gute Gründe, denn ein nicht optimaler Vitamin-D-Status wird mit einem gesteigerten Risiko für unterschiedliche Erkrankungen wie Diabetes mellitus, Herz-Kreislauf-Erkrankungen, Osteoporose oder Multiple Sklerose in Verbindung gebracht.

Bei Osteoporose kann eine Vitamin-D-Zufuhr den Verlust von Knochensubstanz und damit das Knochenbruchrisiko signifikant verringern. Eine regelmäßige Zufuhr von Vitamin D zusammen mit Calcium zeigt insbesondere bei älteren Frauen und Männern eine Erhaltung und Verbesserung der Knochenmineralisation.

Indikationen

Dosierung	Indikation	Dosierung
physiologische Effekte mit niedrigen Nährstoffdosierungen	zur Behandlung eines labordiagnostisch festgestellten, ungenügenden Vitamin-D-Status	2.000 I. E.
	präventiv in den Wintermonaten und bei Risikogruppen zur Erhaltung und Normalisierung des Vitamin-D-Status	2.000 I. E.
	therapiebegleitend bei Vitamin-D-Mangel und Vitamin-D-Mangelerkrankungen wie Osteomalazie, Osteolyse oder Rachitis	2.000 I. E.
pharmakologische Effekte mit hohen Nährstoffdosierungen	adjuvant bei Herz-Kreislauf-Erkrankungen, depressiven Verstimmungen, Tumorerkrankungen, Diabetes, Multipler Sklerose	2.000–4.000 I. E.

Tab. 17

Vitamin K

Auch das Vitamin K ist für die Erhaltung starker Knochen wichtig. Es umfasst eine große Gruppe an Verbindungen, von Bedeutung sind aber nur die natürlich vorkommenden Formen Vitamin K_1 (Phyllochinon genannt) und Vitamin K_2 (Menachinon genannt) sowie das wasserlösliche Vitamin K_3 (Menadion genannt). Durch saisonale Schwankungen und Schwierigkeiten bei der chemischen Analyse gibt es kaum verlässliche Vitamin-K-Angaben, was den Gehalt in Lebensmitteln betrifft. Generell kann jedoch gesagt werden, dass alle grünen Gemüsearten (z. B. Brokkoli, Rosenkohl, Erbsen, Spinat, Mangold) sowie Hühnerfleisch und Rind reichlich Vitamin K enthalten. Auch die Darmflora ist in der Lage, Vitamin K, genauer gesagt Menachinon, zu bilden.

Bei der Nahrungsmittelzubereitung ist Vitamin K relativ unempfindlich – es treten beim Kochen kaum Verluste auf. Nur UV-Licht kann dem fettlöslichen Vitamin schaden.

Mögliche Mangelsymptome	
Blut	erhöhte Blutungsneigung (Nasenbluten)
Knochen	Abnahme der Knochendichte

Tab. 18

Besonderheiten

Mehrere Studien zeigen einen Zusammenhang zwischen einer niedrigen Vitamin-K-Aufnahme, der Knochendichte und einem erhöhten Risiko für Oberschenkelhalsbrüche. So wurden 1999 in der amerikanischen Nurses' Health Study mehr als 72.000 Frauen über zehn Jahre hinweg beobachtet. Es zeigte sich, dass die Studienteilnehmerinnen mit der niedrigsten Vitamin-K-Zufuhr im Vergleich zu den Frauen mit der höchsten Zufuhr ein um 30 Prozent höheres Hüftfraktur-Risiko hatten. In Japan hat man sogar mehrere Studien durchforstet, dabei konnte man feststellen, dass durch Zufuhr von Vitamin K_2 das Risiko von Wirbelbrüchen um 60 Prozent und von Hüftfrakturen um 77 Prozent verringert werden konnte. Aufgrund seiner Bedeutung für die Knochenmineralisation sollte in der Vorbeugung und Behandlung von Osteoporose auf eine adäquate Versorgung mit Vitamin K geachtet werden.

Auch bei Arthrose (Gelenkverschleiß) scheint Vitamin K ein Thema zu sein. So konnten u. a. japanische Forscher nachweisen, dass eine niedrige Vitamin-K-Zufuhr einen Risikofaktor für eine Kniearthrose darstellt.

Indikationen

Dosierung	Indikation	Dosierung
physiologische Effekte mit niedrigen Nährstoffdosierungen	bei labordiagnostisch festgestelltem Vitamin-K-Mangel	50–100 µg/d
	begleitend therapeutisch bei Arthrose	100 µg/d
	präventiv und therapiebegleitend bei Osteoporose und Osteopenie	100 µg/d

Tab. 19

Wasserlösliche Vitamine

Vitamin B₁ (Thiamin)

Vitamin B$_1$ ist ein wasserlösliches Vitamin, das für das Herz und für die Nerven von Bedeutung ist. Es kommt meist nur in geringen Konzentrationen in der Ernährung vor. Größere Mengen dieses Vitamins sind im Keim und in den Randschichten von Vollkorngetreide zu finden. Durch Ausmahlen zu Weißmehlen geht jedoch ein hoher Anteil verloren. Andere nennenswerte pflanzliche Quellen sind Kartoffeln, Hülsenfrüchte und Nüsse. Tierische Vitamin-B$_1$-Lieferanten sind Schweinefleisch und Innereien. Der Konsum von Alkohol stört die Aufnahme und die Verwertung des Vitamins und kann bei chronischem Missbrauch zu einem Mangel führen. Beim Kochen treten teils gravierende Vitamin-B$_1$-Verluste auf. Im Durchschnitt werden rund 30 Prozent des Vitamins zerstört, beim Gemüsekochen können es sogar bis zu 60 Prozent sein.

Mögliche Mangelsymptome	
Allgemeinbefinden	Gewichtsverlust, Appetitlosigkeit, Reizbarkeit, Schlaflosigkeit
Nervensystem	Schwäche, Müdigkeit, Fußbrennen
Blutbild	Anämie
Herz-Kreislauf-System	Herzinsuffizienz, Tachykardie
Diabetes Folgeerkrankung	Polyneuropathien, Angiopathien

Tab. 20

Indikationen

Dosierung	Indikation	Dosierung
physiologische Effekte mit niedrigen Nährstoffdosierungen	therapeutisch begleitend bei Diabetes mellitus und diabetischer Polyneuropathie	50–100 mg/d
	therapeutisch begleitend bei alkoholischer Polyneuropathie	150–500 mg/d
	begleitend bei Langzeitanwendung von Antazida, Antidepressiva, Diuretika und Alkoholabusus	10–50 mg/d
pharmakologische Effekte mit hohen Nährstoffdosierungen	therapeutisch begleitend bei Bandscheibenvorfall, Karpaltunnelsyndrom oder Restless-Legs-Syndrom oder Hand-Fuß-Syndrom	300–600 mg/d

Tab. 21

Vitamin B$_2$ (Riboflavin)

Vitamin B$_2$ wird im Volksmund auch als „Wachstumsvitamin" bezeichnet. Es ist für den Erhalt einer gesunden Haut und für ein optimales Funktionieren der Schleimhäute ganz besonders wichtig. Wie alle B-Vitamine ist es auch für das Nervensystem von Bedeutung und trägt zur Verringerung von Müdigkeits- und Ermüdungserscheinungen bei. Als Zellbestandteil von Tieren und Pflanzen ist es in zahlreichen Lebensmitteln enthalten. Zu den wichtigsten Vitamin-B$_2$-Lieferanten in der Ernährung zählen Milch- und Milchprodukte. Daneben liefern auch Eier, Fleisch und Innereien nennenswerte Mengen. Getreide, Obst und Gemüse enthalten hingegen nur geringe Konzentrationen. Vitamin B$_2$ ist schlecht wasserlöslich, stabil gegenüber Hitze, jedoch hoch lichtempfindlich. Im Durchschnitt werden durch Lagerung und Speisenzubereitung 20 Prozent des enthaltenen Vitamin B$_2$ zerstört. Besonders ungünstig mit einem Verlust von bis zu 80 Prozent wirkt sich die Lagerung von Milch in einer klaren Glasflasche unter Lichteinwirkung aus.

Mögliche Mangelsymptome	
Haut	Rötung, Schuppung, Mundwinkelrhagaden
Nervensystem	Muskelschwäche, Fatigue, periphere Neuropathien
Augen	Lichtempfindlichkeit, Keratitis
Blut	hohe Homocysteinspiegel

Tab. 22

Indikationen

Dosierung	Indikation	Dosierung
physiologische Effekte mit niedrigen Nährstoffdosierungen	allgemeine Prävention	5–20 mg/d
	bei erhöhtem Bedarf in Schwangerschaft und Stillzeit	5–20 mg/d
pharmakologische Effekte mit hohen Nährstoffdosierungen	bei Migräne und zur Anfallsprophylaxe	100–200 mg/d

Tab. 23

Besonderheiten

In klinischen Studien konnte gezeigt werden, dass die Zufuhr mit Vitamin B_2 eine wirkungsvolle Vorbeugung gegen Migräne darstellt. Durch die Gabe von Vitamin B_2 konnte sowohl die Anzahl der Migräneattacken pro Monat als auch die durchschnittliche Dauer der Attacken signifikant reduziert werden.

Vitamin B_6 (Pyridoxin)

Unter Vitamin B_6 fällt eine Gruppe mehrerer Substanzen, Pyridin-Derivate genannt, die sich ineinander überführen lassen. Während Pyridoxal und Pyridoxamin vorwiegend in tierischen Quellen enthalten sind, liefern Lebensmittel pflanzlicher Herkunft vor allem Pyridoxin. Reich an Vitamin B_6 sind Fleisch, Fisch, Vollkornerzeugnisse, Hülsenfrüchte, Nüsse, Pistazien und Kartoffeln.

Durch die Lebensmittelverarbeitung und Speisenzubereitung kann der Vitamin-B_6-Gehalt der Ernährung teils stark abfallen. Bei der Lagerung und Speisezubereitung sind vor allem die Wasserlöslichkeit (Auslaugen) und Lichtempfindlichkeit ein Thema. Steht eine Glasflasche mit Milch zwei Stunden lang in der Sonne, so halbiert sich der Vitamin-B_6-Gehalt.

Wie alle B-Vitamine ist auch B_6 wichtig für das Nervensystem, es verringert darüber hinaus Müdigkeit und trägt dazu bei, dass der Homocysteinwert im Lot bleibt.

Mögliche Mangelsymptome	
Allgemeinbefinden	Reizbarkeit, Schlaflosigkeit, nervöse und depressive Stimmung
Blut	hohe Homocysteinspiegel, Anämie
Nervensystem	Sensibilitätsstörungen, Zittern
Immunsystem	Immundepression
Muskulatur	Muskelschwäche

Tab. 24

Besonderheiten

Symptome einer Unterversorgung mit Vitamin B_6 zeigen sich als erstes im Bereich des Nervenstoffwechsels. Unspezifische Störungen wie gesteigerte Erregbarkeit oder Schreckhaftigkeit sind erste Anzeichen einer nicht optimalen Vitamin-B_6-Versorgung, die durch eine Vitamin-B_6-Zufuhr therapiert werden können.

In der Therapie des Karpaltunnelsyndroms, einer akuten bis chronischen und schmerzhaften Erkrankung im Handbereich, gilt Vitamin B_6 als effizientes, risikofreies Therapeutikum.

Hohe Dosierungen von Vitamin B_6 werden bei schmerzhaften Regelblutungen und bei depressiven Verstimmungen in der prämenstruellen Phase eingesetzt. In mehreren klinischen Studien konnten eine Vitamin-B_6-Zufuhr von bis zu 100 mg/Tag sowohl das Prämenstruelle Syndrom (PMS) als auch prämenstruelle Depressionen günstig beeinflussen.

Unter Anwendung der „Pille" werden häufig Nervosität, Reizbarkeit und Depressionen beobachtet. Ein physiologischer Zusammenhang mit dem Vitamin-B_6-Status ist gegeben: so kann ein Vitamin-B_6-Mangel zu den genannten Symptomen führen.

Ein Mangel an Vitamin B_6, B_{12} und Folsäure führt über diverse biochemische Prozesse auch zu einem Anstieg der Homocysteinwerte. Inzwischen besteht kein Zweifel mehr daran, dass ein erhöhter Homocysteinspiegel das Risiko für Herz-Kreislauf-Erkrankungen, Schlaganfall, Herzinsuffizienz, Demenz und Knochenfragilität erhöhen kann. Der Homocysteinspiegel gilt als beeinflussbarer Risikofaktor, der durch die Zufuhr mit Folsäure, Vitamin B_{12} und Vitamin B_6 herabgesetzt werden kann.

Indikationen

Dosierung	Indikation	Dosierung
physiologische Effekte mit niedrigen Nährstoffdosierungen	zur allgemeinen Prävention	10–50 mg/d
	therapeutisch begleitend bei PMS, insbesondere bei prämenstruellen Depressionen und Dysmenorrhoe	100–300 mg/d
	therapeutisch begleitend beim Karpaltunnelsyndrom	100–300 mg/d
	therapeutisch begleitend bei Alkoholerkrankungen	50–100 mg/d
	therapeutisch begleitend beim Chronic Fatigue Syndrome	50–100 mg/d

Tab. 25

Vitamin B$_6$ aktiviert

Vitamin B$_6$ kann in höheren Dosierungen, wie sie in der Therapie verwendet werden, zu Juckreiz und Taubheitsgefühlen führen. Vermutlich ist bei hohen Vitamin-B$_6$-Gaben die Leber überfordert, das aufgenommene (pflanzliche) Pyridoxin in P5P (Pyridoxal-5-Phosphat, das ist die Aktivform von Vitamin B$_6$) umzuwandeln. Beim Einsatz des aktiven P5P treten diese Unverträglichkeiten dagegen nicht auf. Außerdem wird es weniger rasch aus dem Körper ausgeschieden.

Vitamin B$_9$ (Folsäure)

Der Begriff Folsäure oder Folat umfasst rund 100 folsäurewirksame Substanzen. Abgeleitet vom lateinischen folium (= das Blatt) ist Folsäure vor allem in grünen Pflanzen, insbesondere in dunkelgrünem Blattgemüse, enthalten. Zu guten Folsäurequellen zählen daher Brokkoli, grüne Bohnen und Grünkohl genauso wie Spinat, Feldsalat oder Mangold. Des Weiteren liefern auch Vollkornprodukte, Spargel, Radieschen, Tomaten und Eigelb Folsäure. Besonders hohe Konzentrationen finden sich auch in Hefe, Weizenkeimen und -kleie sowie Geflügel- und Kalbsleber.

Lagerung, aber insbesondere langes Erhitzen und Aufwärmen, setzen den Folsäuregehalt einer Mahlzeit stark herab. Auch der regelmäßige Konsum von Alkohol geht zu Lasten der Folsäureversorgung.

Dieses Vitamin ist besonders in der Schwangerschaft von Bedeutung, da es das Wachstum des mütterlichen Gewebes unterstützt.

Mögliche Mangelsymptome	
Allgemeinbefinden	Blässe, Schwäche, Vergesslichkeit
Herz-Kreislauf-System	erhöhtes Risiko für Schlaganfall durch Anstieg des Homocysteinwertes im Blut
Nervensystem	erhöhtes Risiko für Demenzerkrankungen

Tab. 26

Besonderheiten

Folsäure ist an vielen Vorgängen im Organismus beteiligt. Wie Vitamin B$_{12}$ ist auch Folsäure für alle Wachstums- und Zellteilungsvorgänge unabdingbar. Eine weitere Aufgabe von Folsäure liegt in der Kontrolle des Homocysteinspiegels (wie das Vitamin B$_6$). Obwohl sich Folsäure in zahlreichen tierischen und pflanzlichen Nahrungsmitteln findet, wird die Versorgungslage in allen Bevölkerungsgruppen als kritisch bewertet. So nehmen Frauen in Österreich im Durchschnitt nur 216 µg Folsäure pro Tag auf und Männer 197 µg, anstatt der erwünschten 300 µg. Ursache dafür ist die hohe Sensibilität von Folsäure gegenüber Hitze, Licht und Sauerstoff, weshalb es bei Lagerung und Zubereitung von Speisen zu erheblichen Verlusten kommt. Insbesondere durch Aufwärmen und langes Erhitzen reduziert sich der Folsäuregehalt einer Mahlzeit erheblich.

Eine ungenügende Folsäureversorgung steht in Zusammenhang mit dem Auftreten von arteriosklerotischen Erkrankungen. Ein Mangel führt zu erhöhten Homocysteinwerten im Blut, was wiederum als Risikofaktor für das Entstehen von Arteriosklerose gilt.

Besondere Bedeutung besitzt Folsäure in der Schwangerschaft, da sie für die Entwicklung des Nervensystems des Fötus benötigt wird. Bei einer unzureichenden Zufuhr erhöht sich beim Kind das Risiko einer Schädigung des Neuralrohres (Spina bifida). Da sich das Neuralrohr bereits zwischen dem 21. und 27. Schwangerschaftstag schließt, also zu einem Zeitpunkt, wo die meisten Frauen noch nichts von ihrer Schwangerschaft bemerkt haben, wird allen Frauen im gebärfähigen Alter, vor allem aber jenen, die eine Schwangerschaft planen, eine Nahrungsergänzung mit Folsäure empfohlen. Auch während der Schwangerschaft ist auf eine ausreichende Folsäurezufuhr zu achten.

Indikationen

Dosierung	Indikation	Dosierung
physiologische Effekte mit niedrigen Nährstoffdosierungen	zur allgemeinen Prävention	0,4–0,8 mg/d
	zur Verbesserung der Versorgung mit Folsäure bei Frauen mit Kinderwunsch und in der Schwangerschaft	0,8 mg/d
	zum Ausgleich von Folsäuremangel bedingt durch Arzneimittel-Interaktionen wie z. B. mit oralen Kontrazeptiva oder durch häufige Verwendung von Abführmitteln	0,4–0,8 mg/d
pharmakologische Effekte mit hohen Nährstoffdosierungen	zur Behandlung von Folsäuremangel infolge von chronischen, entzündlichen Darmerkrankungen	1–10 mg/d

Tab.27

Vitamin B_{12} (Cobalamin)

Vitamin B_{12}, auch Cobalamin genannt, kommt lediglich in tierischen Lebensmitteln in nennenswerten Mengen vor. So vor allem in Fleisch (v. a. Innereien), Fisch, Eiern, Milch- und Milchprodukten. Pflanzliche Lebensmittel enthalten in der Regel kein Vitamin B_{12}. Nur milchsauer vergorene Erzeugnisse (z. B. Sauerkraut) oder bakteriell kontaminierte Nahrungsmittel können Spuren des Vitamins enthalten, die jedoch nicht zur Bedarfsdeckung ausreichen.

Bei der Speisenzubereitung fallen die Vitamin-B_{12}-Verluste vergleichsweise gering aus. Eine schonende Zubereitung senkt den Cobalamingehalt lediglich um rund zehn Prozent. Nur bei langem Erhitzen oder ausgiebigem Wässern ist mit höheren Verlusten zu rechnen. Die Versorgung mit Vitamin B_{12} hängt nicht nur vom Gehalt von Vitamin B_{12} in der Nahrung ab, sondern auch von der Aufnahme im Magen-Darm-Trakt mithilfe des Intrinsic Factors (diese Abläufe sind auf Seite 61 beschrieben).

Vitamin B_{12} kann als einziges B-Vitamin längerfristig im Körper gespeichert werden. Deshalb können sich Vitamin-B_{12}-Mängel erst einige Jahre, nachdem die Zufuhr von Vitamin B_{12} unterbrochen wurde, bemerkbar machen.

Mögliche Mangelsymptome	
Allgemeinbefinden	Schwäche, Schwindel, blasse Haut, Schlafstörungen, Kurzatmigkeit
Nervensystem	Muskellähmungen, Gedächtnis- und Konzentrationsstörungen
Schleimhaut	Durchfall, Stomatitis
Blut	Anämie, Anstieg des Homocysteinspiegels im Serum
Folsäurestoffwechsel	indirekter Folsäuremangel

Tab. 28

Besonderheiten

Ein Vitamin-B_{12}-Mangel entwickelt sich aufgrund vorhandener Körperspeicher in der Regel langsam. Gefährdet sind vor allem Personen mit rein pflanzlicher Ernährung (Veganer), da sich Vitamin B_{12} vornehmlich in tierischen Produkten findet.

Ältere Menschen zeigen eine verminderte Aufnahme von Vitamin B_{12}. Nach Schätzungen weisen bereits 15 Prozent der über 60-Jährigen einen unzureichenden

Vitamin-B_{12}-Status auf. Für ältere Menschen wird deshalb eine kontinuierliche Einnahme eines hochdosierten Vitamin-B_{12}-Präparats empfohlen.

Risikofaktor Homocystein

Homocystein ist eine körpereigene Substanz, die aus der Aminosäure Methionin entsteht. Für den weiteren Abbau von Homocystein zu Cystein oder zum Wiederaufbau zu Methionin werden die Vitamine B_6, B_{12} und Folsäure benötigt. Bei einem zu hohen Homocysteinspiegel sind diese Ab- und Umbaumechanismen gestört, wodurch sich Homocystein im Plasma anreichert. Inzwischen besteht kein Zweifel mehr daran, dass ein erhöhter Homocysteinspiegel ein unabhängiges Gesundheitsrisiko darstellt – wie bei Vitamin B_6 bereits erwähnt.

Indikationen

Dosierung	Indikation	Dosierung
physiologische Effekte mit niedrigen Nährstoffdosierungen	zur allgemeinen Prävention	10–50 µg/d
	bei erhöhtem Bedarf durch Sport, Stress und bei Konzentrationsschwierigkeiten	100–1.000 µg/d
	bei Vitamin-B_{12}-Mangelzuständen infolge langfristiger Fehl- und Mangelernährung	400 µg/d
	zum Ausgleich einer Unterversorgung bei Vegetariern und Veganern	400 µg/d
	zur Anhebung niedriger Vitamin-B_{12}-Speicher bei älteren Menschen sowie infolge von Arzneimittel-Interaktionen	400 µg/d

Tab. 29

Vitamin C (Ascorbinsäure)

Während fast alle Tiere Vitamin C selbst bilden können, ist der Mensch auf die Zufuhr des wasserlöslichen Vitamins von außen angewiesen. Vitamin C ist sowohl in tierischen als auch in pflanzlichen Nahrungsmitteln weit verbreitet, wobei insbesondere letztere teils hohe Dosen beinhalten. Bei den tierischen Lebensmitteln liefern Nebenniere und Leber die höchsten Konzentrationen an Vitamin C. Im Pflanzenreich versorgen alle frischen Früchte, Fruchtsäfte sowie Gemüse den Organismus mit reichlich Vitamin C. Besonders hohe Mengen an Vitamin C enthalten Acerolakirschen, Sanddorn, Paprika, Brokkoli, grünes Blattgemüse, Kiwi und Zitrusfrüchte. Vitamin C ist sehr empfindlich.

Hitze (z. B. Kochen), Licht (z. B. unsachgemäße Lagerung), Metallionen (z. B. Kupfertöpfe) und alkalische Medien (z. B. Natron) gehen deshalb mit der teilweisen oder gänzlichen Zerstörung des Vitamins einher. Selbst bei schonender Mahlzeiten-Zubereitung ist mit Verlusten von rund 30 Prozent zu rechnen.

Mögliche Mangelsymptome	
Allgemeinbefinden	Müdigkeit, Leistungsschwäche
Blut	erhöhte Blutungsneigung
Immunsystem	Infektanfälligkeit
Zahnapparat	Zahnfleischbluten, Nasenbluten, Gingivitis
Oxidativer Stress	erhöhtes Risiko für radikal-assoziierte Folgeerkrankungen (diabetische Schäden, Katarakt)

Tab. 30

Besonderheiten

Bei Erkältungen kann eine rechtzeitige und ausreichend hohe Vitamin-C-Zufuhr die Krankheitsdauer bei Erwachsenen und Kindern signifikant verkürzen. Da das Vitamin im Präparat Ester-C® 240 langfristig in den weißen Blutkörperchen vor der Ausscheidung zurückgehalten wird, ist durch diese Vitamin-C-Form ein 24-Stunden-Immunschutz gewährleistet.

Bei Wundheilstörungen, Dekubitus, bei Verbrennungen und nach Operationen profitieren Patienten von einer ausreichenden Vitamin-C-Versorgung, idealerweise in Kombination mit Zink.

Eine Analyse mehrerer Studien zeigt, dass 500 mg Vitamin C, mindestens vier Wochen eingenommen, zu einem signifikanten Rückgang des „bösen" LDL-Cholesterins und von Triglyceriden im Serum führen kann.

In einer Studie an Diabetikern reduzierte die regelmäßige Gabe von 1 g Vitamin C signifikant den Nüchternblutzucker, das Seruminsulin, den Triglyceridspiegel, das LDL und den HbA1c-Wert, wodurch das Risiko für Komplikationen des Diabetes reduziert werden kann. Eine dauerhafte Zufuhr von 1 bis 3 g Vitamin C pro Tag ist als begleitende Maßnahme für Diabetiker empfohlen.

Rauchen ist mit erhöhtem oxidativem Stress und mit niedrigen Vitamin-C-Spiegeln assoziiert. Auch bei Rauchern gewährleistet Ester-C® einen 24-Stunden-Immunschutz.

Indikationen

Dosierung	Indikation	Dosierung
physiologische Effekte mit niedrigen Nährstoffdosierungen	zur Prävention	350–500 mg/d
	zur Erhöhung der Vitamin-C-Zufuhr bei gesteigertem Bedarf z. B. bei oxidativem Stress, bei Rauchern und bei Medikamenteneinnahme	500–1.000 mg/d
	therapiebegleitend bei Erkältungskrankheiten und grippalen Infekten	500–2.000 mg/d
	begleitend therapeutisch bei Wundheilstörungen, Verbrennungen, Dekubitus und bei Bindegewebsschwächen	500–1.000 mg/d
pharmakologische Effekte mit hohen Nährstoffdosierungen	zur Therapiebegleitung bei Herz-Kreislauf-Erkrankungen, Arteriosklerose und Diabetes mellitus	500–3.000 mg/d

Tab. 31

Vitaminoide

Zur Erinnerung: Vitaminoide sind keine eigentlichen Vitamine, sie haben jedoch vitaminähnliche Wirkungen. Sie werden mit der Nahrung zugeführt, aber der Körper kann diese Stoffe auch selber bilden. Oft deckt die Eigensynthese aber nicht den Bedarf.

Coenzym Q10

Coenzym Q10 (Ubiquinon/Ubichinon) ist eine fettlösliche, körpereigene Substanz, die zum einen über die Ernährung zugeführt werden kann, zum anderen vom Organismus selbst gebildet wird. Im Zuge physiologischer Veränderungen bzw. mit zunehmendem Alter kann die körpereigene Bildung eingeschränkt bzw. der Bedarf gesteigert und

Mögliche Mangelsymptome	
Allgemeinbefinden	Müdigkeit, Schwäche
Muskeln	Muskelschwäche, Muskelschmerzen
Herz-Kreislauf-System	Störungen der kardialen Bioenergetik

Tab.32

eine zusätzliche Zufuhr über die Nahrung notwendig werden. Als die besten Lieferanten für Coenzym Q10 gelten Fleisch und bestimmte Fischsorten (z. B. Sardinen, Makrelen), in pflanzlicher Hinsicht sind es Weizenkeime, Sojabohnen, Walnüsse und Mandeln.

Besonderheiten

Coenzym Q10 (Ubiquinon) ist eine dem Vitamin E ähnliche, körpereigene Substanz. Es ist grundlegend an der Energiegewinnung in den Zellen beteiligt. Vor allem die Skelettmuskulatur und der Herzmuskel benötigen diese Energie. Coenzym Q10 trägt außerdem zu einer Stärkung der Immunabwehr bei. Beim gesunden Menschen zählt Coenzym Q10 nicht zu den essenziellen (lebensnotwendigen) Verbindungen. Im Zuge physiologischer Veränderungen, wie sie beim natürlichen Alterungsprozess gegeben sind oder bei erhöhtem Bedarf, kann eine Zufuhr von außen notwendig werden. Dazu zählen neben Herzerkrankungen, Diabetes mellitus, neurodegenerativen Erkrankungen und Tumorerkrankungen auch Alterungsvorgänge sowie Leistungssport und erhöhter oxidativer Stress.

Coenzym Q10 existiert in zwei biochemischen Formen, als Ubiquinon und als Ubiquinol. Beide Verbindungen werden mit der Nahrung aufgenommen und beide existieren im Körper. Das Ubiquinol ist dabei die aktivere Form von Coenzym Q10, es weist außerdem eine bessere Bioverfügbarkeit auf. Studien zeigen, dass bei Herzpatienten durch eine Substitution mit dem aktiven Ubiquinol eine Steigerung der Herzfunktionen und ein günstiges klinisches Ergebnis erreicht werden kann.

Von Medikamenten aus der Gruppe der Statine (Cholesterinsenker) weiß man, dass sie zu einer Verminderung der Coenzym-Q10-Eigensynthese führen können, was sich bei den Betroffenen in Form von Muskelschmerzen und Muskelschwäche bemerkbar machen kann.

In einer klinischen Studie konnte durch eine tägliche Zufuhr von 100 mg Coenzym Q10 nach 30 Tagen eine 40 prozentige Reduzierung der Muskelschmerzen erreicht werden. Q10 ist auch für den Energiestoffwechsel des Herzmuskels essenziell. Bei kardiologischen Erkrankungen wie Herzinsuffizienz und ischämischen Herzerkrankungen sind die Q10-Spiegel im Herzmuskel deutlich erniedrigt. Dieser energetischen Verarmung des Gewebes kann durch eine regelmäßige tägliche Substitution mit 60 bis 500 mg Q10 entgegengesteuert werden. Generell wird Coenzym Q10 begleitend bei chronischen Herzerkrankungen empfohlen. Klinische Studien belegen, dass bei 60 bis 75 Prozent der mit Coenzym Q10 behandelten Patienten eine deutliche Besserung der Leistungsfähigkeit eintritt.

Indikationen

Dosierung	Indikation	Dosierung
physiologische Effekte mit niedrigen Nährstoffdosierungen	zur Migräne-Prophylaxe	100–300 mg Ubiquinon/d oder 60 mg Ubiquinol/d
	zur Medikationsbegleitung bei Statinen; zur Vermeidung von Statin-verursachten Nebenwirkungen, insbesondere von Myopathien	100–300 mg Ubiquinon/d oder 60 mg Ubiquinol/d
	therapiebegleitend bei kardiologischen Erkrankungen wie Herzinsuffizienz, Angina Pectoris oder nach einem Myokard-Infarkt	100–500 mg Ubiquinon/d oder 60–120 mg Ubiquinol/d
	zur Verbesserung des antioxidativen Status bei Diabetes mellitus und zur Reduzierung des Risikos arteriosklerotischer und neurodegenerativer Erkrankungen	100–300 mg Ubiquinon/d oder 60 mg Ubiquinol/d
	zum Erhalt der Leistungsfähigkeit mit zunehmendem Alter sowie beim Leistungssport	100–300 mg Ubiquinon/d oder 60 mg Ubiquinol/d
	therapiebegleitend bei Tumorerkrankungen	100–500 mg Ubiquinon/d oder 60–120 mg Ubiquinol/d

Tab. 33

Mineralstoffe & Spurenelemente

Magnesium

Magnesium ist durch seine weite Verbreitung im Tier- und Pflanzenreich in unterschiedlichen Mengen in Lebensmitteln enthalten, so zum Beispiel in allen grünen Gemüsesorten. Darüber hinaus enthalten Vollkornprodukte, Haferflocken, Nüsse und Hülsenfrüchte nennenswerte Mengen. Magnesiumreiche Obstsorten sind Beeren und Bananen. Von den tierischen Lebensmitteln leisten Fleisch, Fisch, Milch und Milchprodukte einen Beitrag zur Bedarfsdeckung. Verschiedene Mineral- und Trinkwässer sind ebenfalls gute Magnesiumquellen.

Der Magnesiumgehalt von Lebensmitteln kann durch verschiedene Zubereitungs- und Verarbeitungsprozesse herabgesetzt werden. Zu nennenswerten Verlusten kommt es bei der Gemüse-Zubereitung durch Wässern, Blanchieren und Kochen in viel Wasser (wenn das Kochwasser verworfen wird). Große Verluste sind auch durch das Ausmahlen von Getreide zu verzeichnen.

Die Magnesiumaufnahme in den Körper hängt von der unterschiedlichen pH-Wert-Situation im Magen-Darm-Trakt ab. Der pH-Wert im Magen und im Darm verändert sich, je nachdem ob eine Erkrankung vorliegt, ob Medikamente eingenommen werden usw. Deshalb ist für die Zufuhr von außen wichtig, dass eine ausgewogene Mischung an Magnesiumsalzen vorliegt, die bei unterschiedlichen pH-Werten aufgenommen werden können.

Mögliche Mangelsymptome	
Allgemeinbefinden	Unruhe, Angst, geringe Stresstoleranz
Herz-Kreislauf-System	Extrasystolen, Durchblutungsstörungen, Arrhythmien
Muskulatur	Krämpfe, Zuckungen, Kribbeln, Taubheit
Nervensystem	Verstimmung, Konzentrationsschwäche, Schlafstörungen
Knochen	Störung des Vitamin-D-Stoffwechsels

Tab. 34

Besonderheiten

Eine besondere Rolle spielt Magnesium im Stress-Stoffwechsel. Durch hohe Magnesiumdosierungen lassen sich Stressreaktionen positiv beeinflussen. Auch die Freisetzung von Stresshormonen lässt sich durch Magnesiumsupplemente vermindern. Eine Magnesiumzufuhr zeigt auch schützende Effekte für das Herz. Bei Patienten mit chronischer Herzinsuffizienz verbessern sich die Arterienelastizität und die Leistungsfähigkeit nach einer dreimonatigen Zufuhr mit täglich 800 mg Magnesium.

Durch Sport können die körpereigenen Magnesiumspeicher geleert werden, wodurch Sauerstoffaufnahme und Elektrolytbalance beeinträchtigt werden können. Zudem ist Magnesium für den störungsfreien Ablauf des Muskelstoffwechsels von wesentlicher Bedeutung. Ein Mangel an Magnesium bei Sportlern zeigt sich insbesondere in Form von Muskelkrämpfen und -verhärtungen sowie einer beschleunigten muskulären Ermüdbarkeit.

Indikationen

Dosierung	Indikation	Dosierung
physiologische Effekte mit niedrigen Nährstoffdosierungen	für einen ausreichenden Magnesiumstatus	150–300 mg/d
	zur Sicherstellung der Magnesiumversorgung bei unzureichender alimentärer Aufnahme	300–500 mg/d
	bei erhöhtem Bedarf durch Sport, Schwangerschaft oder erhöhter Stressbelastung	300–450 mg/d
	bei erhöhter Magnesiumausscheidung durch Alkoholabusus oder Medikamenteneinnahme (ACE-Hemmer, Laxanzien, Diuretika)	300–450 mg/d
pharmakologische Effekte mit hohen Nährstoffdosierungen	therapiebegleitend bei Hypertonie, Migräne, Asthma, Schwindel, Magen- und Darmkrämpfen und Herz-Kreislauf-Erkrankungen	500–900 mg/d
	Leistungssport	300–1.000 mg/d

Tab. 35

Zink

Für die Versorgung des Menschen mit dem Spurenelement Zink sind vor allem Nahrungsmittel tierischer Herkunft von Bedeutung. Zum einen enthalten sie in der Regel höhere Konzentrationen an Zink als pflanzliche Nahrungsmittel, zum anderen ist auch die Bioverfügbarkeit von Zink aus tierischen Quellen höher.

Als gute Zinkquellen gelten Fleisch, Innereien, Austern, Milchprodukte, Eier und Fisch. Zu pflanzlichen Zinklieferanten zählen Spinat, Haferflocken, Weizenkeime und Vollkornprodukte. Da Zink in den Randschichten von Getreide enthalten ist, ist der Zinkgehalt von Getreideprodukten von deren Ausmahlungsgrad abhängig. Bei Menschen, die sich vegetarisch oder vegan ernähren, sollte auf eine ausreichende Zinkversorgung geachtet werden.

Mögliche Mangelsymptome	
Allgemeinbefinden	Müdigkeit, Appetitlosigkeit
Haut, Haare, Nägel	Störung der Wundheilung, Haarausfall, brüchige Nägel
Immunsystem	höhere Infektanfälligkeit
Nervensystem	Konzentrationsstörungen
Stoffwechsel	Gewichtsverlust, Wachstumsstörungen

Tab. 36

Indikationen

Dosierung	Indikation	Dosierung
physiologische Effekte mit niedrigen Nährstoffdosierungen	zur Deckung eines erhöhten Zinkbedarfs	10–15 mg/d
	unterstützend bei Erkältungen und grippalen Infekten	15–30 mg/d
	zur Sicherstellung der Zinkzufuhr bei Vegetariern, in der Schwangerschaft, im Alter, beim Leistungssport	15 mg/d
	begleitend therapeutisch bei Wundheilstörungen, Haut-, Haar- und Nagelerkrankungen	15–30 mg/d
	labordiagnostisch festgestellter Zinkmangel	30 mg/d

Tab. 37

Besonderheiten

Dem Österreichischen Ernährungsbericht 2012 zufolge weist die Hälfte der Kinder einen deutlich erniedrigten Zinkstatus auf. Auch die Zinkaufnahme bei Männern gilt als verbesserungswürdig. Vor allem bei Vegetariern liegt die durchschnittliche Aufnahmemenge weit unter den Referenzwerten.

Zink nimmt bei zahlreichen biochemischen Vorgängen eine Schlüsselrolle ein. Besonders hohe Zinkgehalte finden sich in Haut, Haaren und Nägeln, in der Leber, in den männlichen Reproduktionsorganen sowie in der Retina und der Iris des Auges und an Wundrändern.

Eine mangelhafte Zinkversorgung beeinträchtigt die Bildung und die Aktivität der natürlichen Killerzellen. Dadurch scheint Zink einen direkten Einfluss auf das Erkrankungsrisiko, die -dauer und -intensität zu haben. Es wird zudem vermutet, dass Zink die Bildung entzündungsfördernder Zytokine hemmt und dadurch auf das Infektionsgeschehen direkten Einfluss nimmt. Eine Zinkzufuhr kann besonders bei älteren Menschen zur Stärkung der Immunfunktionen dienen.

Kalium

Kalium ist für alle Lebensformen essenziell, weshalb es in unverarbeiteten pflanzlichen und tierischen Lebensmitteln weit verbreitet ist. Bei der täglichen Bedarfsdeckung stehen pflanzliche Lebensmittel im Vordergrund – allen voran Gemüse und Obst, Kartoffeln, Vollkorn, Hülsenfrüchte und Nüsse. Tierische Lebensmittel sind hingegen eher kaliumarm, ebenso wie Fette, Öle, Zucker, Marmeladen, Stärkemehle und verarbeitete Lebensmittel.

Da Kalium wasserlöslich ist, treten durch Wässern, Blanchieren und Kochen in viel Wasser (bei Verwerfen des Kochwassers) Kaliumverluste auf.

98 Prozent des körpereigenen Kaliums befinden sich im Inneren der Zelle. Alkohol, Abführmittel und harntreibende Medikamente zählen zu Kaliumräubern.

Mögliche Mangelsymptome	
Allgemeinbefinden	Erschöpfung, Müdigkeit, Muskelschwäche
Herz-Kreislauf-System	Bluthochdruck, Extrasystolen
Verdauung	Verstopfung, Darmträgheit

Tab. 38

Besonderheiten

Kalium geht vor allem mit dem Mikronährstoff Magnesium eine wechselvolle Beziehung ein. So zeigen Tierstudien, dass durch die kombinierte Einnahme von Magnesium mit Kalium die Aufnahme von Magnesium um 40 Prozent verbessert ist. Umgekehrt verbessert Magnesium die zelluläre Kaliumverwertung. Bei verschiedenen Erkrankungen im Magen-Darm-Trakt und auf hormoneller Ebene treten Mangelerscheinungen der beiden Nährstoffe gemeinsam auf.

Durch Medikamente verursachte Kalium- und Magnesiummängel (durch z. B. Diuretika, Herzglykoside) sind bei Bluthochdruck- und/oder Herzinsuffizienz-Patienten von großer klinischer Bedeutung. Durch die Unterversorgung können beispielsweise Herzrhythmusstörungen begünstigt werden. Patienten mit Herz-Kreislauf-Erkrankungen und Angina pectoris profitieren in der Regel von medikationsbegleitenden Kalium- und Magnesiumgaben.

Auch Bluthochdruckpatienten können von Kalium profitieren. Eine Analyse von 33 wissenschaftlichen Studien mit einer Gesamtstichprobe von 2.609 Patienten zeigte, dass die orale Zufuhr von Kaliumsalzen zu einer signifikanten Reduktion des systolischen und diastolischen Blutdrucks führte. Insbesondere Patienten mit einer erhöhten Natriumaufnahme profitierten.

Eine Unterversorgung mit Kalium führt zu Erschöpfungszuständen, zu muskulärer Schwäche und Krämpfen. Da Kalium im Muskel gemeinsam mit Glykogen eingelagert wird, wird es insbesondere zur Wiederauffüllung der Glykogenspeicher in der Regenerationsphase benötigt. Doch Vorsicht: Unter körperlichen Anstrengungen erfolgt durch den Glykogenabbau eine Kaliumverschiebung von intra- nach extrazellulär, was bedeutet, dass der Kaliumspiegel im Blut ansteigt. In Belastungsphasen sollte daher von einer hohen Kaliumaufnahme abgesehen werden.

Indikationen

Dosierung	Indikation	Dosierung
physiologische Effekte mit niedrigen Nährstoffdosierungen	allgemeine Prävention	200–400 mg/d
	medikationsbegleitend zum Ausgleich des Elektrolyt-Ungleichgewichts bei langfristiger Einnahme bestimmter Pharmaka (z. B. Diuretika, Laxantien oder Kardiaka)	200–400 mg/d
	adjuvant bei Herz-Kreislauf-Erkrankungen, Herzrhythmusstörungen und Hypertonie	200–400 mg/d
pharmakologische Effekte mit hohen Nährstoffdosierungen	zur Deckung eines diagnostizierten Kaliummangels sowie bei erhöhtem Bedarf wie im Sport und Leistungssport	400–1.000 mg/d

Tab. 39

Calcium

Calcium ist das fünfthäufigste Element der Erdkruste und dementsprechend in Gewässern, Gesteinen, Böden und Lebewesen weit verbreitet. In tierischen Lebensmitteln ist Calcium in Milch und Milchprodukten in nennenswerten und gut verfügbaren Mengen enthalten, während andere tierische Nahrungsmittel eher unbedeutend für die Versorgung mit diesem Mineralstoff sind. Je nach Härtegrad kann auch Trinkwasser beachtliche Mengen an Calcium liefern und einen Beitrag zur täglichen Bedarfsdeckung leisten.

Als calciumreich gelten darüber hinaus einige Gemüse wie Grünkohl, Fenchel und Brokkoli sowie verschiedene Nüsse wie Mandeln, Paranüsse und Haselnüsse. Die Verwertbarkeit von Calcium aus Pflanzen ist jedoch eingeschränkt, da Störstoffe wie Phytate, Oxalate und Ballaststoffe die Aufnahme in den Körper hemmen. Kochen, Wässern und Blanchieren können den Calciumgehalt von Gemüse zusätzlich noch reduzieren.

Die Verfügbarkeit von Nahrungscalcium wird darüber hinaus auch von Phosphor und Fett beeinträchtigt. Fördernd auf die Calciumaufnahme in den Körper wirken hingegen Vitamin D, einige Zucker (Laktose, Inulin), Aminosäuren sowie Fruchtsäuren.

99 Prozent des körpereigenen Calciums oder rund 1,2 Kilogramm sind im Skelettapparat zu finden.

Mögliche Mangelsymptome	
Muskulatur	Muskelkrämpfe
Knochen	Abnahme der Knochendichte, Osteoporose
Blut	gestörte Blutgerinnung
Erhöhtes Risiko	Bluthochdruck, Fettleibigkeit, Insulinresistenz

Tab. 40

Besonderheiten

Calcium zählt zu jenen Nährstoffen, deren durchschnittliche Zufuhr mit der Nahrung nicht erreicht wird. Calcium wird sowohl vom Deutschen als auch vom Österreichischen Ernährungsbericht als „Risikonährstoff" bewertet, bei dem gesundheitspolitisch ein dringender Handlungsbedarf besteht. Die Calciumaufnahme liegt bei allen Altersgruppen unter dem Referenzwert. Die Calciumzufuhr ist durchschnittlich in den mittleren Altersstufen höher als bei Kindern/Jugendlichen und Senioren.

Die Folge einer ungenügenden Calciumversorgung ist eine verringerte Knochendichte, die sich im Alter mit einem verfrühten Eintreten von osteoporotischen Veränderungen äußert, wodurch das Knochenbruchrisiko steigt.

Dem Österreichischen Ernährungsbericht 2012 zufolge nehmen Frauen im Schnitt 860 mg und Männer 891 mg der empfohlenen 1.000 mg pro Tag zu sich (Erwachsene zwischen 18 und 64 Jahren). Bei Kindern ist die Unterschreitung der Referenzwerte noch deutlicher, hier erreichen 86,1 Prozent der Mädchen und 77,5 Prozent der Buben nicht die empfohlene Menge von 1.200 mg/Tag. Gleiches gilt für Vitamin D, das eng mit dem Calcium-Metabolismus in Verbindung steht. Vitamin D fördert die Calciumaufnahme im Darm und steigert die Einlagerung in die Knochenstruktur.

Osteoporose nimmt bei Frauen und Männern jenseits des 60. Lebensjahrs zu und steigt nach dem 75. Lebensjahr exponentiell an. Durch eine ausreichende Versorgung mit Calcium und Vitamin D lässt sich das Auftreten von Knochenbrüchen bei bestehender Osteoporose zumindest teilweise verhindern. Studien zeigen, dass eine tägliche Aufnahme von 700 bis 800 mg Calcium und 400 I.E. Vitamin D (= 10 µg Vitamin D) eine kostengünstige und sichere Methode darstellt, um die Frakturhäufigkeit bei alten Menschen zu verringern.

Indikationen

Dosierung	Indikation	Dosierung
physiologische Effekte mit niedrigen Nährstoffdosierungen	zur Verbesserung eines ungenügenden Calciumstatus	500–1.000 mg/d
	zur Erhöhung der Calciumzufuhr bei einem erhöhten Bedarf (Schwangerschaft & Stillzeit, Sport)	1.000–2.000 mg/d
	begleitend bei der Langzeiteinnahme von Schleifendiuretika oder Cortisonpräparaten	500–1.000 mg/d
	zur begleitenden diätetischen Behandlung von Osteoporose und Osteopenie	1.000–2.000 mg/d
	begleitend therapeutisch bei neuromuskulären Beschwerden, Herzmuskel- und Herzrhythmusstörungen, Muskelkrämpfen	1.000–1.500 mg/d

Tab. 41

Durch Calciummangel (wie auch durch Magnesiummangel) kann es zu Herzrhythmusstörungen, Tachykardien und Veränderungen des Reizleitsystems des Herzens kommen. Durch eine entsprechende Zufuhr wird der Elektrolythaushalt harmonisiert und eine normale Funktion des Herzmuskels gewährleistet. Auch hypertonische Patienten weisen häufig erniedrigte Plasma-Calcium-Konzentrationen auf. Durch Supplementierung konnte in Studien eine leichte Senkung des Blutdrucks erreicht werden.

Eisen

Das Spurenelement Eisen, das für ein intaktes Immunsystem und für die Blutbildung wichtig ist, findet man in zahlreichen pflanzlichen und tierischen Lebensmitteln. Besonders reich an Eisen sind Kalbfleisch, Schweineleber, Hülsenfrüchte und Haferflocken. Wie effizient ein Lebensmittel für die Bedarfsdeckung von Eisen ist, ist jedoch nicht von seinem absoluten Eisengehalt abhängig, sondern von der Bindungsform des Eisens und von der Anwesenheit von Hemm- und Förderstoffen.

Pflanzliches Eisen wird generell noch immer als „schlecht aufnehmbar" angesehen. Dies gilt aber nur für Pflanzen, bei denen in hohem Maße Störstoffe (z. B. Phytate, Oxalate) vorkommen. Spezielle Zubereitungen – wie z. B. Curryblatt-Eisen – stehen marktüblichen Eisensalzen in ihrer Aufnahmefähigkeit in nichts nach.

Mögliche Mangelsymptome	
Allgemeinbefinden	Müdigkeit, reduzierte Leistungsfähigkeit, Kältegefühl
Blut	Eisenmangelanämie, erhöhte Lactatwerte
Haut	Blässe, Risse in den Mundwinkeln (Mundwinkelrhagaden)
Haare und Nägel	brüchige, längsrillige Nägel, Haarausfall
Herz-Kreislauf-System	Schwindel

Tab. 42

Besonderheiten

Eisenmangel ist weltweit der am häufigsten auftretende Nährstoffmangel. Eine Unterversorgung kann in verschiedenen Lebensphasen oder im Zusammenhang mit Erkrankungen jederzeit auftreten. Besonders in der Schwangerschaft, bei Athleten, bei starker Menstruation oder Blutungen im Magen-Darm-Bereich tritt oft ein Mangel auf, der sich durch unspezifische Symptome bemerkbar macht. Der verminderte Sauerstofftransport im Blut führt zu einer beeinträchtigten Versorgung von Organen und Geweben. Dies bewirkt allgemeine Beschwerden wie Müdigkeit, Erschöpfung und Abgeschlagenheit. Zu den Frühsymptomen eines Eisenmangels zählen auch Risse in den Mundwinkeln, spröde und trockene Haut, Störungen im Haar- und Nagelwachstum sowie eine erhöhte Infektanfälligkeit durch eine beeinträchtigte Immunantwort.

Frauen im gebärfähigen Alter gelten als besondere Risikogruppe für das Auftreten eines Eisenmangels. Mit Beginn der Pubertät und bis zur Menopause verlieren Frauen menstruationsbedingt monatlich Eisen. Der Blutverlust beträgt ca. 30 ml pro Monat, wodurch ca. 15 mg Eisen verloren gehen. Bei Frauen mit starken Menstruationen gehen die Eisenverluste darüber hinaus. Erhöht wird das weibliche Eisenmangelrisiko zudem durch Schwangerschaft und Stillzeit, durch Wachstumsschübe im Teenageralter, durch das Ausüben von Sport oder durch bestimmte Medikamente.

Eine Zufuhr von Eisensalzen wird oft schlecht vertragen. Nebenwirkungen sind bei ca. 20 Prozent der Verwender zu erwarten (Blähungen, Schmerzen, Verstopfung und Übelkeit) und führen zu einer Abbruchsquote von fünf Prozent bei den Teilnehmern von Studien. Wird jedoch Eisen aus Pflanzen wie dem Curryblatt zugeführt, erzielt man eine höhere Verträglichkeitsquote.

Indikationen

Dosierung	Indikation	Dosierung
physiologische Effekte mit niedrigen Nährstoffdosierungen	präventiv gegen Eisenmangel u. a. bei Frauen im gebärfähigen Alter	14–30 mg/d
	bei gesteigertem Eisenbedarf in der Schwangerschaft & Stillzeit, im Wachstum sowie beim Leistungssport	50–200 mg/d
	begleitend therapeutisch bei Digestions- und Absorptionsstörungen wie Durchfällen, Magen- oder Darmerkrankungen zur Sicherstellung einer ausreichenden Zufuhr	100–200 mg/d
pharmakologische Effekte mit hohen Nährstoffdosierungen	therapeutisch bei hohen Blutverlusten nach Operationen, bei gastrointestinalen Blutungen oder starken Regelblutungen	100–300 mg/d
	therapeutisch bei Eisenmangelanämie	100–300 mg/d

Tab. 43

Selen

Das Spurenelement Selen ist besonders wichtig für das Funktionieren der Schilddrüse. Auch die körpereigene Immunabwehr hängt mit dem Selenstatus zusammen. Der Selengehalt von Lebensmitteln ist allerdings ganz wesentlich von den Böden abhängig, auf denen die Pflanzen und Tiere gedeihen. Dabei gibt es regional große Unterschiede.

Zu selenreichen Lebensmitteln zählen Fleisch, Fisch, Innereien und Nüsse. Auch Getreidekörner enthalten vor allem in ihren Randschichten Selen. Durch die Verarbeitung von Getreide zu Weißmehl geht Selen verloren.

Herausragend ist insbesondere der Selengehalt der Paranuss, die pro Nuss ca. 70 bis 90 µg Selen liefert.

Mögliche Mangelsymptome	
Allgemeinbefinden	Müdigkeit, Infektanfälligkeit
Schilddrüse	Verstärkung der Unterfunktion
Immunsystem	wird geschwächt, verstärkte Neigung zu Allergien

Tab. 44

Besonderheiten

Selen ist ein relativ seltenes Spurenelement, das in unterschiedlichen Konzentrationen in der Erdkruste vorkommt. Der Selengehalt der Lebensmittel hängt stark vom Selenvorkommen in den Böden ab. In weiten Teilen Europas sind die Böden ausgesprochen arm an Selen, sodass pflanzliche Nahrungsprodukte einen geringen Gehalt aufweisen und nur geringfügig zur Versorgung beitragen können. Die Selenversorgung in Deutschland und in Österreich scheint durch die übliche Ernährung nicht ausreichend gewährleistet zu sein.

Selen ist ein wichtiges Schutzelement für die Schilddrüse, denn die Schilddrüse zählt zu den Organen mit dem höchsten Gehalt an Selenenzymen. Ein Mangel kann die Hashimoto-Erkrankung der Schilddrüse zwar vermutlich nicht auslösen, aber zumindest begünstigen und vermutlich verstärken.

Indikationen

Dosierung	Indikation	Dosierung
physiologische Effekte mit niedrigen Nährstoffdosierungen	zur Therapiebegleitung in der Onkologie	200–400 µg/d
	präventiv und begleitend therapeutisch bei Herz-Kreislauf-Erkrankungen, Diabetes mellitus und Erkrankungen des rheumatischen Formenkreises	100–300 µg/d
	begleitend therapeutisch bei einem geschwächten Immunsystem	100–300 µg/d
	begleitend therapeutisch bei Autoimmunthyreoiditis	200–400 µg/d

Tab. 45

Probiotika

Probiotika haben wir vor allem als Gegenspieler von Antibiotika kennengelernt. Es handelt sich um lebende Mikroorganismen, die – wenn sie in adäquater Menge aufgenommen werden – einen gesundheitlichen Nutzen zeigen. Die bekanntesten und häufigsten Mikroorganismen sind Laktobazillen (Milchsäurebakterien) und Bifidobakterien. In der Ernährung finden sich Probiotika in erster Linie in Milchprodukten wie Joghurt, Milchgetränken, Topfen (Quark) oder in milchsauer vergorenem Gemüse wie Sauerkraut. Durch die keimfeindlichen pH-Werte im Magen müssen jedoch sehr hohe Mengen an den Lebendkeimen zugeführt werden, damit eine nennenswerte Anzahl den Zielort, die Darmflora, erreicht und einen gesundheitlichen Nutzen bewirken kann. Die regelmäßige Zufuhr von hochdosierten, hochaktiven Probiotika in Form von Nahrungsergänzungen – geschützt durch säureresistente Kapseln oder spezielle Pulverzubereitungen – ist daher für gewünschte präventive oder therapeutische Effekte die eindeutig wirksamere Variante.

Mögliche Mangelsymptome	
Immunsystem	verstärkte Allergieneigung, Immunschwäche
Verdauung	gestörte Darmtätigkeit

Tab. 46

Besonderheiten

Probiotika können die Besiedelung der Darmschleimhaut mit Krankheitserregern reduzieren und deren Wachstum einschränken. Daher sind sie zum Beispiel bei Durchfallerkrankungen sowohl bei Erwachsenen als auch bei Kindern überaus wirksam. Auch die Schutzfunktion der Darmschleimhaut wird gefördert, wodurch weniger Krankheitserreger in den Körper eindringen können.

Durch die Einnahme von Antibiotika können ebenfalls erhebliche Störungen in der mikrobiellen Besiedelung des Darms auftreten, was wiederum ein vermehrtes Ansiedeln krankheitserregender Keime ermöglicht. Eine gezielte Unterstützung der Darmflora durch Probiotika bereits während der medikamentösen Intervention kann dies verhindern bzw. minimieren.

Probiotika haben eine Schutzfunktion für die Scheiden- oder Vaginalflora. Diese steht ja in enger Verbindung mit der Darmschleimhaut. Probiotika können auf Pilzinfektionen der Vagina (insbesondere Candida albicans) Einfluss nehmen, das Auftreten bakterieller Vaginosen vermindern und die Häufigkeit von Harnwegsinfekten reduzieren.

Indikationen

Dosierung	Indikation	Dosierung
physiologische Effekte mit niedrigen Nährstoffdosierungen	bei gastrointestinalen Beschwerden wie spezifischen und unspezifischen Durchfällen	5–10 Milliarden vermehrungsfähige Keime/d
	begleitend therapeutisch bei rezidivierenden Schleimhautinfekten im Vaginal- und Urogenitaltrakt	5–10 Milliarden vermehrungsfähige Keime/d
	zur Unterstützung bei geschwächter Immunantwort und erhöhter Anfälligkeit für Infekte	5–10 Milliarden vermehrungsfähige Keime/d
	begleitend therapeutisch bei allergischen Erkrankungen wie atopischer Dermatitis, Hautekzeme, Heuschnupfen, Asthma	5–10 Milliarden vermehrungsfähige Keime/d
	begleitend therapeutisch während und nach einer Antibiotikatherapie	5–10 Milliarden vermehrungsfähige Keime/d

Tab. 47

Neben ihrer Fähigkeit zur direkten Abwehr von Krankheitserregern sind probiotische Bakterien auch in der Lage, das Immunsystem zu stimulieren, das ja zu 70 bis 80 Prozent im Darm beheimatet ist. So wird durch Probiotika die Antikörperproduktion stimuliert, was in zahlreichen Publikationen und klinischen Studien belegt wird. So konnte beispielsweise gezeigt werden, dass sich bei einer vierwöchigen Zufuhr von Probiotika sowohl die Zahl der natürlichen Killerzellen als auch der Interferonspiegel (ein wesentlicher Indikator eines funktionierenden Immunsystems) signifikant erhöhte.

Aminosäuren

L – Tryptophan

L-Tryptophan ist eine essenzielle Aminosäure, die mit der Nahrung aufgenommen werden muss. In der Ernährung kommt L-Tryptophan nicht frei, sondern als Bestandteil von Proteinen und Peptiden vor. Gute Quellen für L-Tryptophan sind beispielsweise Sojabohnen, Cashew- und Sonnenblumenkerne, Hühner-, Rind- und Kalbfleisch sowie Hühnerei.

Mögliche Mangelsymptome	
Allgemeinbefinden	Kopfschmerzen, geringe Stresstoleranz, Konzentrationsstörungen
Essverhalten	Appetit auf Süßes
Verdauung	Verstopfung
Schlaf	Schlafstörungen
Psyche	Ängste, Depressionen, Aggressionen

Tab. 48

Besonderheiten

Tryptophan wird im Organismus über die Zwischenstufe 5-Hydroxy-Tryptophan in den Neurotransmitter Serotonin (auch als Glückshormon bekannt) umgewandelt. Ein Tryptophanmangel und ein daraus resultierender verminderter Serotoningehalt im Blutserum scheint neben depressiven Verstimmungen und Stimmungsschwankungen auch Schmerzsyndrome und mangelnde Appetitkontrolle zu verursachen. Durch eine Zufuhr von L-Tryptophan kann der gestörte Neurotransmitter-Stoffwechsel normalisiert und Störungen positiv beeinflusst werden.

L-Tryptophan wirkt durch die Erhöhung des Serotoningehalts auch auf den Melatoninspiegel im Körper. Das Hormon Melatonin wird in der Epiphyse im Gehirn während der Nachtstunden aus Serotonin gebildet und hat schlaffördernde Wirkung. Schlafstörungen treten oft zusammen mit depressiven Verstimmungen auf und werden mit einem niedrigen Serotonin-/Melatoninspiegel im Körper in Verbindung gebracht.

Die B-Vitamine Niacin, Vitamin B_1 und Vitamin B_6 sind für den erfolgreichen Ablauf der Serotoninbildung unabdingbar, während bei Schlafstörungen die Kombination von L-Tryptophan mit Vitamin B_6 und Magnesium empfohlen wird. Auch Niacin hilft beim Einschlafen und kann die Schlafqualität verbessern.

Tryptophan wirkt auch auf das Sozialverhalten und die Stimmung positiv. In einer Doppelblindstudie wurde die Wirkung von 1g Tryptophan/3 mal pro Tag auf Sozialverhalten und Stimmung untersucht. Die Gabe von Tryptophan verringerte signifikant aggressives und gereiztes Verhalten, es erhöhte die Diskussionsbereitschaft und Konfliktsituationen wurden eher als lösbar eingestuft. Bei Männern zeigte sich auch eine Reduktion dominanten Verhaltens.

Indikationen

Dosierung	Indikation	Dosierung
physiologische Effekte mit niedrigen Nährstoffdosierungen	bei Schlafstörungen und Einschlafproblemen	1–4 g/d
	bei psychischen Störungen wie depressiver Verstimmung oder gesteigerter Aggressivität	1–5 g/d
	zur Kontrolle des Appetits	0,5–1 g/d
	begleitend therapeutisch bei Schmerzsyndromen und PMS	1–3 g/d

Tab. 49

L-Arginin

L-Arginin ist eine Aminosäure, die zu den halbessenziellen Aminosäuren zählt. Unter bestimmten Umständen – wie z. B. bei Verletzungen, Verbrennungen oder in Wachstumsphasen – ist der Körper auf eine zusätzliche Zufuhr von außen angewiesen. In Lebensmitteln ist L-Arginin weit verbreitet. Höhere Mengen an L-Arginin finden sich in Kürbiskernen, Erd- und Walnüssen. Auch Hühner- und Schweinefleisch sowie Lachs enthalten nennenswerte Mengen an L-Arginin.

Mögliche Mangelsymptome	
Immunsystem	erhöhte Infektanfälligkeit
Herz-Kreislauf-System	erhöhtes kardiovaskuläres Risiko

Tab. 50

Besonderheiten

L-Arginin hat direkten Einfluss auf die Immunfunktion und die Wundheilung. In klinischen Studien wurde belegt, dass der therapeutische Einsatz von Arginin die Wundheilungsprozesse fördern und dadurch die Heilungsphase verkürzen kann. Unterstützt wird L-Arginin bei diesen Prozessen durch die ebenfalls bedingt essenzielle Aminosäure **Histidin**, die bei Entzündungen eine kontrollierende Rolle spielt.

Durch die stimulierenden Effekte auf die Immunabwehr wird Arginin bei immer wiederkehrenden Erkrankungen, die mit einer geschwächten Immunantwort verbunden sind, zusammen mit anderen immunmodulierenden Substanzen erfolgreich eingesetzt.

Ein weiteres Einsatzgebiet sind Fertilitätsstörungen und erektile Dysfunktionen (Potenzprobleme) beim Mann. So kann man etwa durch höhere Dosierungen von L-Arginin (bis zu 5 g pro Tag) bei Männern mit Erektionsstörungen die Sexualfunktionen signifikant verbessern. Arginin erhöht zudem die Anzahl und die Beweglichkeit von Spermien.

Indikationen

Dosierung	Indikation	Dosierung
physiologische Effekte mit niedrigen Nährstoffdosierungen	begleitend therapeutisch bei Wundheilstörungen, Verletzungen und Verbrennungen	2–4 g/d
	begleitend therapeutisch bei Herz-Kreislauf-Erkrankungen, Arteriosklerose, Hypertonie	2–4 g/d
	bei einer geschwächten Immunantwort	2–4 g/d
	bei Fertilitätsstörungen und organisch bedingter erektiler Dysfunktion	2–4 g/d

Tab. 51

Fettsäuren

Omega-3-Fettsäuren

In unserer Ernährung kommen Omega-3-Fettsäuren besonders reichlich in fettreichen Kaltwasserfischen wie Thunfisch, Lachs, Makrele, Hering und Sardine vor. Diese Fische reichern durch den Verzehr von speziellen Mikroalgen und Kleinstkrebsen Omega-3-Fettsäuren in Form von Eicosapentaensäure (EPA), Docosahexaensäure (DHA) und Alpha-Linolensäure (ALA) in ihren Zellmembranen und Fettgewebe ein.

Hochwertige Fischölkapseln haben gegenüber Fisch den Vorteil, dass die darin enthaltenen Omega-3-Fettsäure-Mengen standardisiert sind und das Fischöl von Schadstoffen befreit wurde.

Als Alternative für Vegetarier, Veganer und Menschen mit Fischaversion stehen pflanzliche Quellen zur Versorgung mit Omega-3-Fettsäuren zur Verfügung. Bestimmte DHA-reiche Mikroalgen wie die Ulkenia- oder die Schizochytrium-Alge können in angereicherter Form, als Algenöl-Kapseln, eingenommen werden. Außerdem sind pflanzliche Öle wie das Leinöl reich an Alpha-Linolensäure. Aber auch Raps-, Nuss-, Sesam- und Sojaöl sind wertvolle Omega-3-Fettsäure-Lieferanten.

Mittlerweile gibt es auch Lebensmittel am Markt, die mit Omega-3-Fettsäuren angereichert werden. Hierzu zählen beispielsweise Brot, Margarine oder Eier mit einem erhöhten Omega-3-Gehalt. Diese Fettsäuren sind wichtig für ein gesundes Herz und eine normale Gehirnfunktion. Auch die Sehkraft wird durch sie unterstützt.

Mögliche Mangelsymptome	
Haut	trockene, schuppige Haut, Neigung zu Ekzemen
Immunsystem	Infektanfälligkeit
Kinder	Konzentrationsstörungen

Tab. 52

Besonderheiten

Der menschliche Organismus ist nur begrenzt in der Lage, EPA (Eicosapentaensäure) und DHA (Docosahexaensäure) selbst herzustellen, weshalb diese beiden Fettsäuren heute als essenzielle Nährstoffe angesehen werden. Die Omega-3-Fettsäuren EPA und DHA haben nachgewiesene, günstige Effekte auf den Fettstoffwechsel. Mittlerweile ist durch epidemiologische Studien und Meta-Analysen auch belegt, dass Omega-3-Fettsäuren eine wichtige Rolle bei der Funktionserhaltung des Herz-Kreislauf-Systems spielen.

Weitere Studien untermauern die blutdrucksenkenden Effekte von EPA und DHA. Beide Fettsäuren können eine Blutdrucksteigerung verhindern, aber auch einen bereits bestehenden Bluthochdruck senken.

Außerdem sind Omega-3-Fettsäuren offensichtlich auch eine effektive Maßnahme zur Minderung des Risikos einer Demenzerkrankung. Mehrere Meta-Analysen weisen auf eine Verbesserung der kognitiven Parameter bei Erkrankten hin.

Omega-3-Fettsäuren können auch das Verhalten und die kognitiven Fähigkeiten von Gesunden positiv beeinflussen. Eine Omega-3-Zufuhr ist mit einem erhöhten Aufmerksamkeits- und Lernvermögen verbunden sowie mit einem generell verbesserten Stimmungsprofil, da die Vitalität erhöht und Ärger-, Angst- und Depressionszustände vermindert sind.

Indikationen

Dosierung	Indikation	Dosierung
physiologische Effekte mit niedrigen Nährstoffdosierungen	zur allgemeinen Prävention	1–1,5 g/d
	therapeutisch begleitend bei Allergien, Asthma bronchiale, allergischer Rhinitis, COPD	1,5–4 g/d
	zur Unterstützung bei ADHS & Hyperaktivität	1–5 g/d
	therapeutisch begleitend bei Depressionen, Demenz, Morbus Alzheimer	1,5–4 g/d
	während der Schwangerschaft und Stillzeit zur Unterstützung der cerebralen Entwicklung des Kindes	1–3 g/d
pharmakologische Effekte mit hohen Nährstoffdosierungen	therapeutisch begleitend bei Herz-Kreislauf-Erkrankungen und als Sekundärprophylaxe nach Herzinfarkt, Arrhythmien und Hypertonie	1,5–6 g/d

Tab. 53

Literaturhinweise (oder weiterführende Literatur):

Biesalski, Hans Konrad: Taschenatlas der Ernährung, 3. Auflage, Georg Thieme Verlag, 2004

Gröber, Uwe: Arzneimittel und Mikronährstoffe. Medikationsorientierte Supplementierung. 2. Auflage, Wissenschaftliche Verlagsgesellschaft Stuttgart 2012

Gröber, Uwe/Kisters, Klaus: Arzneimittel als Mikronährstoffräuber. Was Ihr Arzt und Apotheker Ihnen sagen sollte. Wissenschaftliche Verlagsgesellschaft Stuttgart 2015

Gröber, Uwe: Mikronährstoffe. Metabolic Tuning – Prävention – Therapie. Wissenschaftliche Verlagsgesellschaft, Stuttgart 2011

Stargrove et al., Herb, Nutrient, and Drug Interactions: Clinical Implications and therapeutic strategies. Mosby Elsvier 2008

Schmidbauer, Christina (Hg.): Mikronährstoff-Coach. Das große Biogena Kompendium der Mikronährstoffe. Verlagshaus der Ärzte 2015

Verspohl, Eugen: Interaktionen. Einführung mit Rezeptbeispielen aus der Praxis. 5. Auflage, Deutscher Apotheker Verlag 2011

Die Autoren:

Mag. pharm. Dr. rer. nat. Christian Egger
Promovierter Pharmazeut und Wissenschaftlicher Leiter bei NICApur® Supplements & Co KG
Wien

Mag. Wolfgang Bauer
Gesundheits- und Wissenschaftsjournalist
Salzburg